DEZ PROCEDIMENTOS ESSENCIAIS PARA O FUTURO MÉDICO

MANUAL DESCRITIVO BASEADO EM SIMULAÇÃO

Editora Appris Ltda.
1.ª Edição - Copyright© 2024 dos autores
Direitos de Edição Reservados à Editora Appris Ltda.

Nenhuma parte desta obra poderá ser utilizada indevidamente, sem estar de acordo com a Lei nº 9.610/98. Se incorreções forem encontradas, serão de exclusiva responsabilidade de seus organizadores. Foi realizado o Depósito Legal na Fundação Biblioteca Nacional, de acordo com as Leis nos 10.994, de 14/12/2004, e 12.192, de 14/01/2010.

Catalogação na Fonte
Elaborado por: Josefina A. S. Guedes
Bibliotecária CRB 9/870

D532d 2024	Dez procedimentos essenciais para o futuro médico: manual descritivo baseado em simulação / Andrezza Monteiro Rodrigues da Silva, Leonardo Pessoa Cavalcante, Maria Carolina Coutinho Xavier Soares (orgs.). – 1. ed. – Curitiba: Appris, 2024. 151 p. ; 23 cm. – (Multidisciplinaridade em saúde e humanidades). Inclui referências. ISBN 978-65-250-5493-3 1. Educação médica. 2. Treinamento por simulação. 3. Médicos - Formação. 2. Medicina – Prática. I. Silva, Andrezza Monteiro Rodrigues da. II. Cavalcante, Leonardo Pessoa. III. Soares, Maria Carolina Coutinho Xavier. IV. Título. V. Série. CDD – 610.7

Livro de acordo com a normalização técnica da ABNT

Appris editora

Editora e Livraria Appris Ltda.
Av. Manoel Ribas, 2265 – Mercês
Curitiba/PR – CEP: 80810-002
Tel. (41) 3156 - 4731
www.editoraappris.com.br

Printed in Brazil
Impresso no Brasil

Andrezza Monteiro Rodrigues da Silva
Leonardo Pessoa Cavalcante
Maria Carolina Coutinho Xavier Soares
(org.)

DEZ PROCEDIMENTOS ESSENCIAIS PARA O FUTURO MÉDICO

MANUAL DESCRITIVO BASEADO EM SIMULAÇÃO

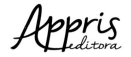

FICHA TÉCNICA

EDITORIAL	Augusto Coelho
	Sara C. de Andrade Coelho
COMITÊ EDITORIAL	Marli Caetano
	Andréa Barbosa Gouveia - UFPR
	Edmeire C. Pereira - UFPR
	Iraneide da Silva - UFC
	Jacques de Lima Ferreira - UP
SUPERVISOR DA PRODUÇÃO	Renata Cristina Lopes Miccelli
PRODUÇÃO EDITORIAL	Miriam Gomes
REVISÃO	Isabela do Vale Poncio
DIAGRAMAÇÃO	Andrezza Libel
CAPA	Julie Lopes

COMITÊ CIENTÍFICO DA COLEÇÃO MULTIDISCIPLINARIDADES EM SAÚDE E HUMANIDADES

DIREÇÃO CIENTÍFICA	**Dr.ª Márcia Gonçalves (Unitau)**
CONSULTORES	Lilian Dias Bernardo (IFRJ)
	Taiuani Marquine Raymundo (UFPR)
	Tatiana Barcelos Pontes (UNB)
	Janaína Doria Líbano Soares (IFRJ)
	Rubens Reimao (USP)
	Edson Marques (Unioeste)
	Maria Cristina Marcucci Ribeiro (Unian-SP)
	Maria Helena Zamora (PUC-Rio)
	Aidecivaldo Fernandes de Jesus (FEPI)
	Zaida Aurora Geraldes (Famerp)

Aos meus pais e ao meu irmão, que sempre foram meu alicerce e fonte de incentivo e apoio a busca pelos meus sonhos e objetivos.

AGRADECIMENTOS

A Deus, que sempre se faz presente em minha vida, me fortalecendo, iluminando os meus caminhos e orientando em meus propósitos.

À minha mãe, Ione, que é um exemplo de ser humano, mulher íntegra, trabalhadora, mãe cuidadosa, que me incentiva e apoia em todos os momentos da vida. E ao meu pai, Nicolau, que sempre acreditou, confiou e que onde estiver tenho a certeza de que continua torcendo por mim.

Ao meu esposo, Daniel, e aos meus filhos, Pedro e Gabriel, pela compreensão da ausência, paciência e por dividirem comigo os momentos da trajetória deste livro.

Ao Prof. Dr. Leonardo Pessoa Cavalcante, pela seriedade, disponibilidade em ajudar, lições profissionais, encorajamento e confiança em mim, além de praticar a empatia e a humanidade no verdadeiro sentido da palavra.

A Prof.ª Msc. Maria Carolina Soares, por sempre ter me incentivado e se colocado à disposição para ajudar neste manual, escrevendo, revisando, participando e aceitando todos os desafios.

Aos colegas docentes da Universidade do Estado do Amazonas que participaram da pesquisa de mestrado, tornando possível a confecção deste manual.

Ao professor esp. Renato Amaral, por ter aceitado fotografar a realização dos procedimentos passo a passo para que esta obra se fizesse didática e completa.

Ao meu primo Thiago Santos, por ter colaborado na edição das fotos e projeto da capa.

A Universidade do Estado do Amazonas, por ter proporcionado a oportunidade de utilizar seus laboratórios, materiais e simuladores para a obtenção das fotos para o manual.

Aquilo que escuto eu esqueço, aquilo que vejo eu lembro, aquilo que faço eu aprendo.

(Confúcio)

SUMÁRIO

INTRODUÇÃO 13
Andrezza Rodrigues

1
ACESSO VENOSO PERIFÉRICO 15
Andrezza Monteiro Rodrigues da Silva
Leonardo Pessoa Cavalcante

2
ACESSO VENOSO CENTRAL 25
Andrezza Monteiro Rodrigues da Silva
Leonardo Pessoa Cavalcante

3
MANUSEIO BÁSICO DAS VIAS AÉREAS 45
Andrezza Monteiro Rodrigues da Silva
Leonardo Pessoa Cavalcante

4
INTUBAÇÃO ENDOTRAQUEAL 61
Andrezza Monteiro Rodrigues da Silva
Leonardo Pessoa Cavalcante

5
CRICOTIREOIDOSTOMIA 75
Leonardo Pessoa Cavalcante
Maria Carolina Coutinho Xavier Soares

6
REANIMAÇÃO CARDIOPULMONAR 87
Andrezza Monteiro Rodrigues da Silva
Leonardo Pessoa Cavalcante

7
TORACOCENTESE 103
Andrezza Monteiro Rodrigues da Silva
Leonardo Pessoa Cavalcante
Maria Carolina Coutinho Xavier Soares

8
SONDAGEM DIGESTIVA ALTA 113
Andrezza Monteiro Rodrigues da Silva
Leonardo Pessoa Cavalcante

9
SONDAGEM VESICAL 121
Andrezza Monteiro Rodrigues da Silva
Leonardo Pessoa Cavalcante

10
SUTURAS SUPERFICIAIS 137
Andrezza Monteiro Rodrigues da Silva
Leonardo Pessoa Cavalcante
Maria Carolina Coutinho Xavier Soares

INTRODUÇÃO

Andrezza Rodrigues

A formação e a educação médica necessitam ser pautadas na necessidade gerada pelo público que procura esses profissionais em busca da resolução de seus eventuais problemas de saúde. Dessa forma, os cursos de medicina estão, nas últimas décadas, passando por mudanças a fim de adequar-se às novas necessidades do ensino médico, de forma a torná-lo mais moderno e efetivo. Dentro desse novo modelo, as instituições formadoras devem ter como um dos objetivos preparar os estudantes de medicina, fornecendo treinamento e experiências durante a graduação. E os alunos devem estar compromissados em adquirir competências em uma variedade de habilidades de forma a estarem capacitados a trabalhar com segurança.

O domínio dos procedimentos técnicos é um componente fundamental para a segurança e sucesso do médico recém-formado, além de extremamente necessário para a garantia da segurança do paciente. Portanto, o treinamento em procedimentos deve fazer parte da tarefa da universidade, com o propósito de preparar o aluno.

Uma possibilidade de ferramenta educacional para os cursos da área da saúde é o ensino baseado em simulação, modelo esse que não só engloba o ensino e aprendizagem de habilidades técnicas como também gerenciamento de crises, raciocínio clínico e trabalho em equipe, sem a possibilidade de prejuízos reais ao paciente. Comprovadamente, a simulação é vista como uma forma de aprendizagem com retenção do conhecimento por um tempo maior, sendo uma metodologia de ensino centrada no aluno, fazendo-o participar de forma ativa de todo o processo, com uma execução mais dinâmica que o ensino tradicional. Esse método não tem por objetivo a substituição do processo de ensino-aprendizagem com o paciente real no ambiente clínico, mas sim o de tornar os graduandos mais seguros e melhor preparados.

Os procedimentos técnicos, podem, em grande parte, ser ensinados e treinados por meio da simulação, como exemplos podemos citar: reanimação cardiopulmonar, intubação endotraqueal, punção para acesso venoso central, sondagem vesical, cardioversão elétrica, drenagem pleural, cricotireoidostomia, dentre outros.

Diante do exposto acima, com a necessidade de mudança no modo de ensino-aprendizagem dos alunos da graduação em medicina para um método mais participativo e efetivo, em que os alunos possam vivenciar e praticar um maior número de experiências, com possibilidade de repetição da prática e em um ambiente seguro, esse manual foi elaborado com o objetivo de nortear docentes e acadêmicos quanto ao ensino e a prática de procedimentos eleitos por professores de medicina como essenciais para o futuro médico, por meio da simulação.

1

ACESSO VENOSO PERIFÉRICO

Andrezza Monteiro Rodrigues da Silva
Leonardo Pessoa Cavalcante

O acesso venoso periférico é um procedimento básico e usual do dia a dia da urgência clínica e cirúrgica, consistindo na introdução de um cateter em uma veia periférica (circulação venosa). É considerado um dos pilares da medicina moderna, sendo uma habilidade essencial que médicos devem dominar.

A canulação endovenosa periférica é realizada por uma gama de profissionais da saúde, entre médicos, enfermeiros e técnicos de enfermagem. A prática do procedimento leva ao seu aperfeiçoamento de que forma que canulações venosas poderão ser realizadas mesmo nas situações mais desafiadoras.

A escolha do tipo adequado do acesso deve levar em consideração o estado clínico do paciente e as características do seu sistema vascular, as drogas a serem infundidas e o tempo de terapia proposta.

Os objetivos primários da simulação da punção venosa são o êxito na técnica e a segurança do paciente. E como objetivos secundários podemos citar: comunicação clara da técnica e gestão de crises diante do insucesso da técnica e falhas.

1.1 Equipamentos e materiais

- Luvas de procedimento;
- Touca;
- Máscara;
- Braço ou mão (simulador);
- Torniquete (garrote);
- Gaze;

- Álcool 70%;
- Cateter periférico flexível (cateter endovenoso – jelco);
- Filme transparente estéril (Tegaderm®) ou curativo estéril;
- Equipo de soro;
- Fluido intravenoso (SF 0,9%, ringer lactato, soro glicosado);
- Bandeja para material e descarte. (FIGURAS 1 e 2)

Fig. 1: 1 – Esparadrapo, 2- Álcool, 3 – Gaze, 4 – Torniquete, 5 – Bandeja, 6 – Jelco

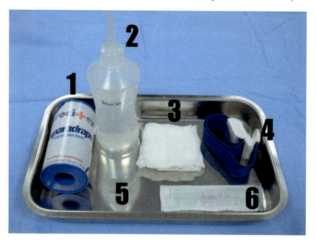

Fig. 2: 1 – Torneira, 2 – Equipo multivias, 3 – Equipo de soro, 4 – Soro Fisiológico

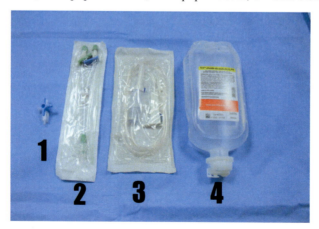

Fonte: Arquivo dos autores (2023)

A escolha do calibre do cateter (Gauge) a ser utilizado vai depender do objetivo clínico. O cateter 22G é o mais estreito utilizado em adultos, sendo suficiente para hidratação de manutenção ou administração das medicações mais rotineiras. O número 20 utiliza-se para a maioria das infusões venosas. O 18 é utilizado para administração de hemoderivados e soluções mais viscosas como alguns antibióticos ou quando se precisa de uma hidratação de maior volume. Os cateteres 16 e 14 são os preferidos para as cirurgias de grande porte e para a ressuscitação volêmica rápida como a necessária no trauma. FIGURA 3.

Fig. 3: Jelcos do maior calibre (esquerda) para o menor calibre (direita)

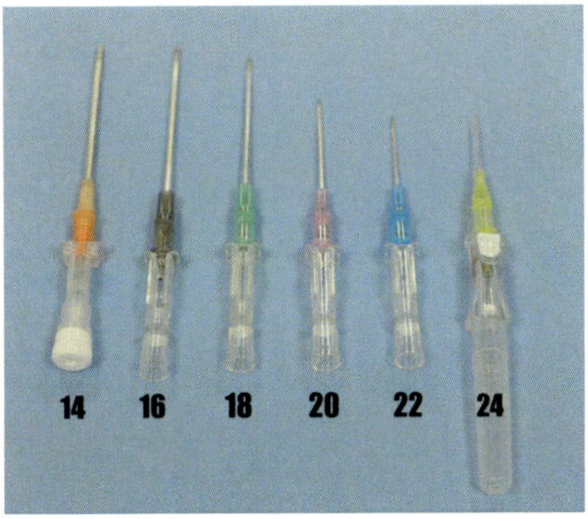

Fonte: Arquivo dos autores (2023)

1.2 Simuladores

Fig. 4: Laerdal® - Multi Venous IV Training Arm Kit   Fig. 5: CIVIAM® - Simulador de mão

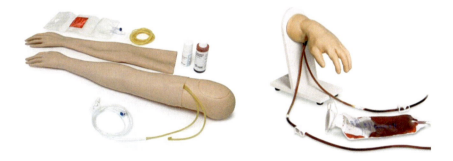

Fonte: https://laerdal.com/br/   Fonte: lojaciviam.com.br

Os simuladores para treinamento de acesso venoso periférico reproduzem, de forma similar, o braço e a mão humana, com o sistema venoso periférico designado para punção e terapia intravenosa.

1.3 Indicações

- Coleta de amostra de sangue venoso;
- Infusão de fluido intravenoso;
- Infusão de medicação intravenosa;
- Infusão intravenosa de contraste;
- Transfusão de sangue.

1.4 Contraindicações

- Celulite sobrejacente;
- Esclerose;
- Extremidade com edema significativo;
- Flebite;
- Mastectomia radical ipsilateral ou fístula;
- Queimaduras;
- Trombose.

1.5 Complicações

1.5.1 Precoces

- Embolia aérea;
- Hematoma;
- Infiltração;
- Lesão nervosa;
- Punção arterial.

1.5.2 Tardias

- Flebite;
- Infecção;
- Trombose.

1.6 Procedimento

Apresentar ao aluno o objetivo da simulação em punção de acessos venosos, as dificuldades e ou problemas que possam advir da técnica, a estratégia de ação.

1.6.1 Técnica

O acesso venoso periférico pode ser realizado em vários pontos do corpo humano vão variar em relação a sua facilidade de canulação e riscos potenciais. O local a ser escolhido para punção vai depender de alguns fatores como as circunstâncias clínicas, a duração prevista do tratamento e as condições anatômicas do paciente.

De forma rotineira opta-se inicialmente pela escolha das extremidades distais para a canulação, deixando as veias mais proximais para uma próxima tentativa no caso de necessidade, pois a canulação de um vaso distal a um local previamente perfurado pode levar ao extravasamento de fluídos e hematomas.

a. Higienização das mãos do profissional e a utilização de materiais de proteção individual, além da explicação do procedimento ao paciente.

b. Separação do material a ser utilizado e montagem do soro (FIGURAS 6 - 9).

Fig. 6: Encaixo do equipo no soro. Fig. 7: Preenchimento da câmara de gotejamento, deixando-a preenchida pela metade. Fig. 8: Preenchimento do equipo com soro. Fig. 9: Preenchimento da torneira de 3 vias e do equipo multivias

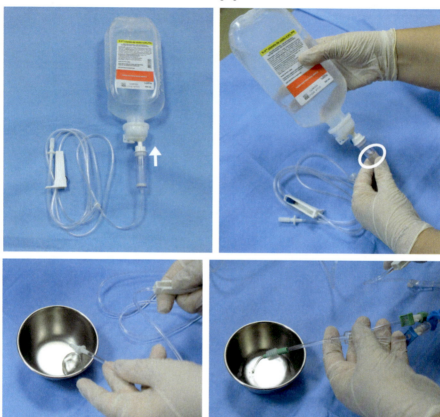

Fonte: Arquivo dos autores (2023)

    c. Inspeção e palpação da rede venosa, dando preferência às veias mais proeminentes, retilíneas, firme e menos tortuosas, distais.

    d. Garroteamento do membro que será puncionado e antissepsia da pele, no local de punção (FIGURAS 10 – 12). No paciente para melhor visualização das veias pede-se que este abra e feche sua mão e depois permaneça com a mão fechada. No caso do manequim, esse movimento não é possível.

Fig. 10: Garroteamento do membro Fig. 11: Deposição de álcool a 70% em uma gaze. Fig. 12: Antissepsia do local de punção

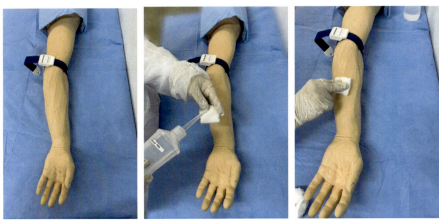

Fonte: Arquivo dos autores (2023)

e. Introdução do cateter com o bisel voltado para cima, num ângulo aproximado de 30º a 45º entre o cateter e a pele (FIGURA 13).

Fig. 13: Introdução do jelco

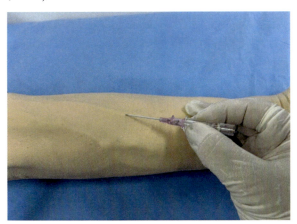

Fonte: Arquivo dos autores (2023)

Ao visualizar o refluxo sanguíneo, deve-se diminuir a angulação do cateter (15º) mantendo -o paralelo a veia e o introduzir uns milímetros a mais, a fim de assegurar que este estará dentro da veia e não somente terá perfurado em sua parede. Evita-se avançar demais para não perfurar a parede posterior da veia. Após essa discreta introdução, desconecta-se o guia metálico mandril (FIGURAS 14 e 15), estabiliza-o com uma mão enquanto a outra mão desliza o cateter teflon para o interior da veia.

Fig. 14: Introdução do cateter com guia metálico paralelo a pele por uns milímetros. Fig. 15: Introdução sobre do teflon para o interior do vaso

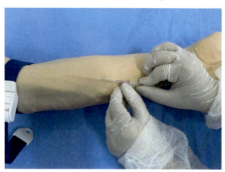
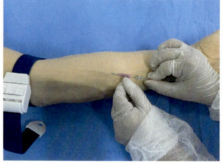

Fonte: Arquivo dos autores (2023)

    f. Tendo introduzido cateter de teflon, estabilizando-o ainda com uma das mãos, libera-se o garrote e pressiona-se com o objetivo de ocluir o local provável da ponta do cateter evitando-se o extravasamento de sangue (FIGURA 16). Retira-se o fio guia e acopla a dupla via preenchida com solução fisiológica a 0,9% ou conecta-se o equipo de soro que já deve ter sido previamente montado e retirado o ar (FIGURA 17).

Fig. 16: Oclusão do local da provável ponta do cateter, retirada do guia e liberação do garrote. Fig. 17: Conexão com o equipo de soro já preenchido por solução

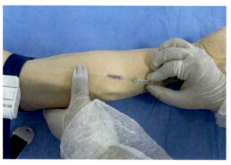
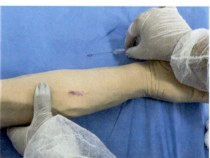

Fonte: Arquivo dos autores (2023)

Fixação do acesso (FIGURAS 18 e 19).

Fig. 18 e 19: Fixação do cateter com fita Micropore®

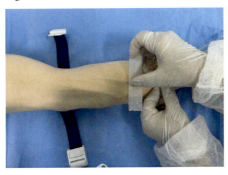
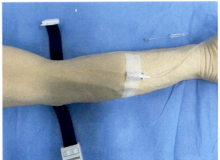

Fonte: Arquivo dos autores (2023)

    g. Observação de sinais de infiltração no local da punção, queixas de dor ou desconforto.

Referências

CARMAGNANI, M. I. S. **Procedimentos de enfermagem:** guia prático. 2. ed. Rio de Janeiro-RJ: Guanabara Koogan, 2017.

FACENF. Punção venosa periférica. *In:* **Periódicos FACENF:** FUNDAMENTOS E TECNOLOGIAS DO CUIDAR EM ENFERMAGEM I e II. [*s. l.*]: Universidade Federal de Juiz de Fora, 2014. v. 01, p. 1–4.

FRANK, R. L.; WOLFSON, A. B.; GANETSKY, M. **Peripheral venous access in adults**. Disponível em: https://www.uptodate.com/contents/peripheral-venous-access-in-adults#!. Acesso em: 22 fev. 2023.

HOSPITAL UNIVERSITÁRIO DA UNIVERSIDADE FEDERAL DA GRANDE DOURADOS. **Punção de Acesso Venoso Periférico.** Boletim de Serviço, n. 237, de 23 de outubro de 2020. Portaria nº 149, de 7 de outubro de 2020. Disponível em: https://www.gov.br/ebserh/pt-br/hospitais-universitarios/regiao-centro-oeste/hu-gd/acesso-a-informacao/pops-protocolos-e-processos/gerencia-de-atencao--a-saude-gas/divisao-de-enfermagem/pop-de-003_-_puncao_de_acesso_venoso_periferico-_2020-2022-1.pdf/view. Acesso em: 18 mar. 2023.

POTTER, P. A.; PERRY, A. G. N. **Fundamentos de enfermagem.** 7. ed. Rio de Janeiro: Elsevier, 2009.

ROBERTS, J. R. *et al.* **Clinical procedures in emergency medicine.** 6th. ed. Philadelphia, PA: Elsevier, 2014.

ACESSO VENOSO CENTRAL

Andrezza Monteiro Rodrigues da Silva
Leonardo Pessoa Cavalcante

O acesso venoso central é um procedimento muito importante e frequente, sendo muito utilizado nos setores de emergência e reanimação, unidades de terapia intensiva e centro cirúrgico. A partir da canulação de uma veia central pode se fazer uma monitorização mais invasiva da hemodinâmica do paciente, assim como a colocação de marcapasso trans venoso e a infusão de medicações específicas.

A canulação endovenosa central é um procedimento que deve ser realizado por médicos. As veias mais comumente canuladas são: subclávia, jugular interna e femoral. Esses vasos possuem marcos anatômicos facilmente identificáveis que favorecem o seu acesso. Nos últimos anos, com o crescimento do uso da ultrassonografia para a identificação de estruturas vasculares à beira leito, o acesso venoso central ficou muito mais seguro e com menor taxa de complicações.

A escolha do local adequado para o acesso deve levar em consideração o estado clínico e físico do paciente, a experiência e preferência do profissional, a anatomia do paciente, além do objetivo da realização da punção. A técnica de Seldinger, datada de 1953, consiste em colocar um cateter venoso central passando o cateter sobre um guia metálico, sendo este o método mais aceito, mais comum e mais seguro utilizado para a canulação de grandes vasos.

Os objetivos primários da simulação da punção venosa central são o êxito na técnica e a segurança do paciente. E como objetivos secundários podemos citar: comunicação clara da técnica e gestão de crises diante do insucesso da técnica e falhas.

2.1 Equipamentos e materiais

- Luvas estéreis;

- Touca;
- Máscara;
- Avental estéril e impermeável;
- Óculos;
- Simulador manequim;
- Cateter mono ou multilúmen permanente;
- Guia metálico: ponta reta macia em uma extremidade e ponta em j na outra;
- Fixador: pinça de cateter;
- Pinça para assepsia;
- Agulha introdutora;
- Agulha de injeção;
- Seringa de 3 ou 5 ml;
- Dilatador tissular;
- Bisturi;
- Porta agulha;
- Tesoura;
- Fio de sutura com agulha cortante;
- Álcool 70%;
- Gaze;
- Compressas;
- Campo fenestrado;
- Filme transparente estéril (Tegaderm®) ou curativo estéril;
- Equipo de soro, extensor dupla via e torneira;
- Fluido intravenoso (SF 0,9%, ringer lactato, soro glicosado);
- Suporte para soro;
- Bandeja para material e descarte;
- Aparelho de ultrassom com transdutor linear.

Instrumentos mencionados podem ser solicitados individualmente ou em um *kit* estéril pré-montado. (FIGURAS 1-3)

Fig. 1: 1 – Avental estéril, 2- Luvas estéril, 3 – Touca, 4 – Óculos, 5 – Máscara

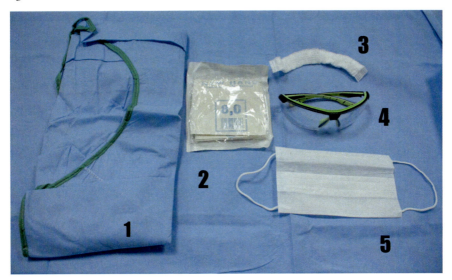

Fonte: Arquivo dos autores (2023)

Fig. 2: 1 – Bandeja, 2- Fio de sutura, 3 – Pinça para antissepsia, 4 – Porta agulha, 5 – Cuba redonda com gaze, 6 – Pinça anatômica, 7 – Porta agulha, 8 – Anestésico, 9 – Água destilada, 10 – kit Cateter venoso central. Fig. 3: 1 – Seringa com anestésico, 2 – Seringa com agulha introdutora, 3 – Fio guia metálico, 4 – Bisturi, 5 – Dilatador, 6 – Cateter venoso, 7- Fio de sutura, 8 – Fixador móvel de cateter

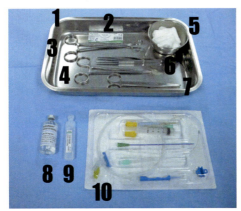 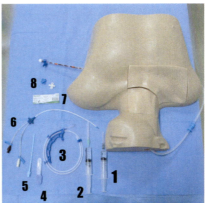

Fonte: Arquivo dos autores (2023)

2.2 Simuladores

Fig. 4, 5 e 6: Koken® - Torso para Punção Venosa Central - V. Jugular Interna e Subclávia

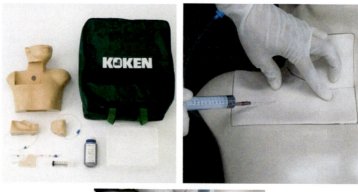

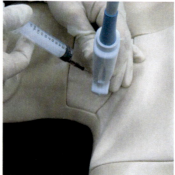

Fonte: www.gtsimulators.com

Fig. 7: Laerdal ®Torso IV para Punção Venosa Central – Região Cervical e Femoral

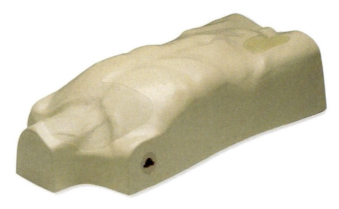

Fonte: https://laerdal.com/br/

2.3 Indicações

- Acesso venoso de emergência;
- Administração de alimentação parenteral, quimioterapia;
- Administração de várias medicações simultaneamente;
- Hemodiálise e plasmaférese;
- Incapacidade de obtenção de acesso venoso periférico;
- Infusão de medicação intravenosa específica como vasopressores;
- Inserção de cateter de artéria pulmonar;
- Inserção de marcapasso trans venoso;
- Monitorização da pressão venosa central e saturação venosa de oxigênio;
- Necessidade de amostragem repetitiva de sangue.

2.4 Contraindicações

- Coagulopatias, incluindo anticoagulação e terapia trombolítica (relativa);
- Distorção dos pontos de referência por trauma;
- Ferimento diretamente no local de canulação;
- Infecção ou celulite sobrejacente ao sítio de punção;
- Hemorragia intra-abdominal (Abordagem femoral);
- Presença de trombose no vaso a ser canulado.

2.5 Complicações

- Arritmia cardíaca;
- Embolia aérea;
- Fístula arteriovenosa;
- Hematoma;
- Hemotórax (Abordagem subclávia e jugular interna);
- Infecção;

- Lesão nervosa;
- Lesão vascular;
- Pneumotórax (Abordagem subclávia e jugular interna);
- Posicionamento inadequado do cateter;
- Punção arterial;
- Quilo tórax (Abordagem subclávia);
- Trombose
- Enfisema subcutâneo e mediastinal

2.6 Procedimento

Apresentar ao aluno o objetivo da simulação em punção de acesso venoso central, as dificuldades e ou problemas que possam advir da técnica e a estratégia de ação.

2.6.1 Técnica

2.6.1.1 Acesso Venoso Central – Veia Jugular Interna

a. Posicionamento do paciente em posição de Trendelenburg de pelo menos 15 graus para baixo, facilitando assim o retorno venoso, com distensão das veias e redução do risco de embolia aérea. Cabeça rotacionada 45º para o lado contralateral da punção (FIGURA 8).

Fig. 8: Posicionamento do paciente

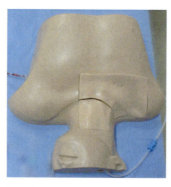

Fonte: Arquivo dos autores (2023)

b. Inspeção e palpação de estruturas anatômicas. Nesse primeiro momento também poderá se utilizar da ultrassonografia para avaliação inicial da anatomia da área do vaso a ser canulado.

c. Higienização das mãos do profissional e a utilização de materiais de proteção individual, além da explicação do procedimento ao paciente. No acesso venoso central o profissional deverá utilizar luva estéril, avental estéril e impermeável, além de máscara, touca e óculos de proteção (FIGURA 9).

Fig. 9: Paramentação do profissional

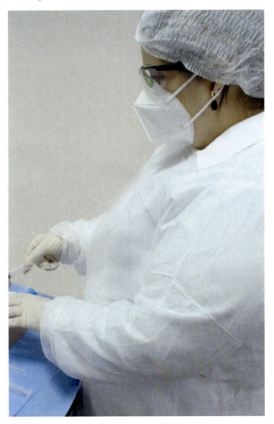

Fonte: Arquivo dos autores (2023)

d. Antissepsia da área com solução de clorexidina ou iodopovidona e isolar a área com um campo estéril. Atenção especial para que não haja contaminação da área (FIGURA 10).

Fig. 10: Antissepsia da região de veia jugular

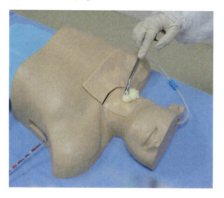

Fonte: Arquivo dos autores (2023)

e. Identificação e palpação de estruturas anatômicas: artéria carótida, cabeça anterior e posterior músculo esternocleidomastóideo. A veia jugular interna está anterolateralmente à artéria carótida interna. Sua porção distal está localizada no Triângulo de Sedillot, formado pela clavícula e as cabeças anterior e posterior do esternocleidomastóideo. No caso da utilização da ultrassonografia para a identificação do vaso, o *probe* deve nesse momento ser colocado em uma capa estéril, devendo o gel de condução a ser utilizado também estéril. A ajuda de um assistente é necessária nesse momento.

f. Aplicação de anestésico local em região subcutânea da área a ser puncionada. O Anestésico geralmente utilizado é lidocaína a 2% (FIGURA 11).

Fig. 11: Anestesia do local da punção

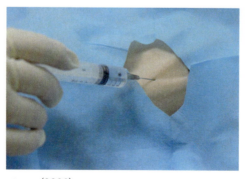

Fonte: Arquivo dos autores (2023)

g. Inserção gradual e contínua de uma agulha de grosso calibre, conectada a uma seringa com uma pequena quantidade de soro fisiológico e discreta tração do êmbolo da seringa e consequente pressão negativa, imediatamente abaixo ao ápice do triângulo de Sidellot, em direção ao mamilo ipsilateral, sempre lateral a artéria carótida. Com o uso do ultrassom esse procedimento deixa de ser às cegas e o trajeto da agulha pode ser guiado e acompanhado até a perfuração da veia e o refluxo do sangue (FIGURAS 12 e 13).

Fig. 12 e 13: Inserção gradual da agulha de grosso calibre até a perfuração da veia e refluxo de sangue

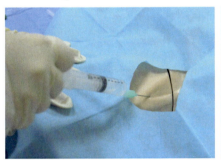
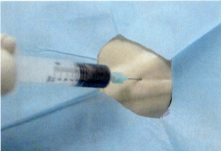

Fonte: Arquivo dos autores (2023)

h. Remoção da seringa e colocação do guia metálico através da agulha. Nunca forçar a introdução do fio guia (FIGURAS 14-16).

Fig. 14: Remoção da seringa. Fig. 15: Encaixe do sistema do fio guia na agulha

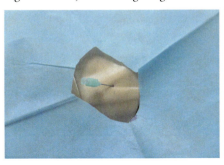
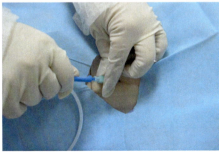

Fonte: Arquivo dos autores (2023)

Fig. 16: Fio guia introduzido

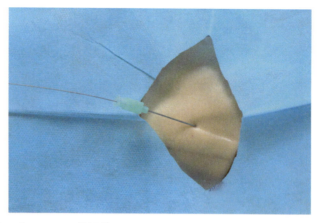

Fonte: Arquivo dos autores (2023)

i. Remoção da agulha após a introdução do fio guia na medida adequada. É de suma importância que o fio guia fique sempre seguro por uma das mãos de forma que não haja a possibilidade de este ser introduzido ou retirado na hora da manipulação de um outro material como o cateter (FIGURAS 17 e 18).

Fig. 17 e 18: Remoção da agulha, sempre segurando o fio guia com uma das mãos

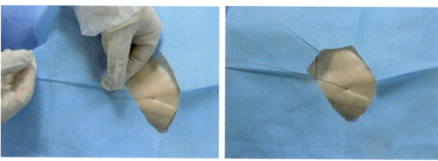

Fonte: Arquivo dos autores (2023)

j. Incisão da pele próximo a entrada do fio guia, com um bisturi, de forma a aumentar o orifício de passagem para o dilatador e para o cateter (FIGURAS 19 e 20).

Fig. 19 e 20: Colocação do cateter sobre o fio e incisão da pele

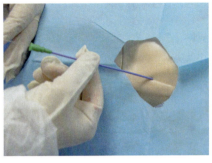
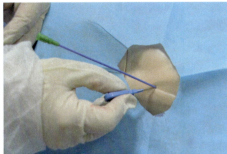

Fonte: Arquivo dos autores (2023)

k. Passagem do dilatador através do fio guia, cruzando a pele até alguns centímetros de forma a dilatar a entrada no vaso sanguíneo. Certifique-se de ter a ponta do fio guia em seus dedos (FIGURA 21).

l. Retirada do dilatador e passagem do cateter através do fio guia até este ser introduzido na medida que se deseja. Certifique-se novamente de antes da inserção do cateter garantir a ponta externa do fio guia em seu domínio (FIGURA 22).

Fig. 21: Introdução do dilatador. Fig. 22: Passagem do cateter

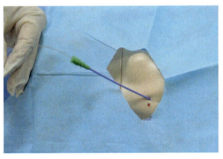
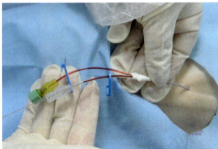

Fonte: Arquivo dos autores (2023)

m. Retirada do fio guia e realização de lavagem do cateter com solução salina (FIGURA 23).

n. Fixação do cateter através de sutura e posterior curativo da área de punção (FIGURA 24).

Fig. 23: Remoção do fio guia. Fig. 24: Fixação do cateter com ponto simples

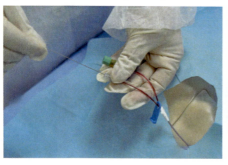 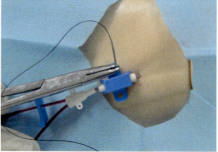

Fonte: Arquivo dos autores (2023)

2.6.1.2 Acesso Venoso Central – Veia Subclávia - Abordagem Infraclavicular

a. Posicionamento do paciente em posição de Trendelenburg de pelo menos 10 - 20 graus para baixo, facilitando assim o retorno venoso com distensão das veias e redução do risco de embolia aérea. A cabeça em posição neutra ou em direção contralateral e braços junto ao corpo (FIGURA 8).

b. Inspeção e palpação de estruturas anatômicas. O lado direito é preferencial devido à presença do ducto torácico à esquerda

c. Higienização das mãos do profissional e a utilização de materiais de proteção individual, além da explicação do procedimento ao paciente. No acesso venoso central o profissional deverá utilizar luva estéril, avental estéril e impermeável, além de máscara, touca e óculos de proteção (FIGURA 9).

d. Antissepsia da área com solução de clorexidina ou iodopovidona e isolar a área com um campo estéril. Atenção especial para que não haja contaminação da área (FIGURA 25).

Fig. 25: Antissepsia da região de punção

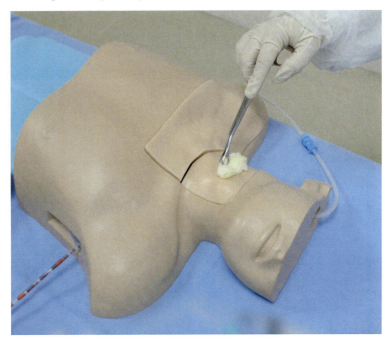

Fonte: Arquivo dos autores (2023)

e. Identificação e palpação de estruturas anatômicas: fúrcula esternal, clavícula. A veia subclávia se localiza anteroinferiormente à artéria subclávia. Em quase todo seu trajeto, localiza-se posteriormente à clavícula em sua borda inferior. Nessa etapa também pode se fazer o uso do ultrassom.

f. Aplicação de anestésico local em região subcutânea da área a ser puncionada. O Anestésico geralmente utilizado é lidocaína a 2% sem vasoconstritor (FIGURA 26).

g. Inserção gradual e contínua de uma agulha de grosso calibre, conectada a uma seringa com uma pequena quantidade de soro fisiológico e discreta tração do êmbolo da seringa e consequente pressão negativa até a perfuração da veia e o refluxo do sangue. A inserção deve ser rente à borda inferior da clavícula na interseção entre o terço medial e médio. A angulação deve ser de 30 a 45º, com a agulha apontada para a fúrcula esternal, passando posterior a clavícula (FIGURA 27).

Fig. 26: Anestesia local. Fig. 27: Introdução gradual da agulha de grosso calibre até o refluxo de sangue

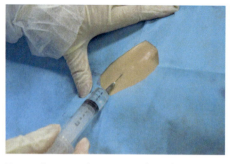 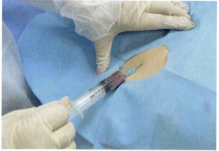

Fonte: Arquivo dos autores (2023)

    h. Remoção da seringa e colocação do guia metálico através da agulha. Nunca forçar a introdução do fio guia (FIGURA 28).

    i. Remoção da agulha após a introdução do fio guia na medida adequada. É de suma importância que o fio guia fique sempre seguro por uma das mãos de forma que não haja a possibilidade de ele ser introduzido ou retirado na hora da manipulação de um outro material como o cateter (FIGURA 29).

Fig. 28 e 29: Remoção da seringa e encaixe do sistema do fio guia com sua introdução

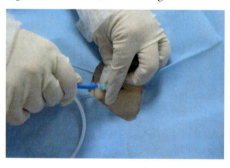 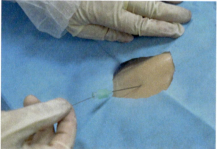

Fonte: Arquivo dos autores (2023)

    j. Incisão da pele próximo a entrada do fio guia, com um bisturi, de forma a aumentar o orifício de passagem para o dilatador e o para o cateter (FIGURAS 30 e 31).

Fig. 30 e 31: Incisão na pele para passagem do dilatador

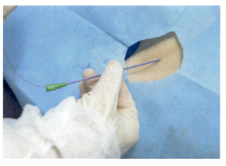 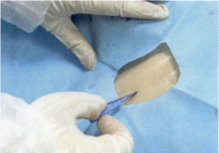

Fonte: Arquivo dos autores (2023)

k. Passagem do dilatador através do fio guia, cruzando a pele até alguns centímetros de forma a dilatar a entrada no vaso sanguíneo. Certifique-se de ter a ponta do fio guia em seus dedos (FIGURA 32).

Fig. 32: Passagem do dilatador

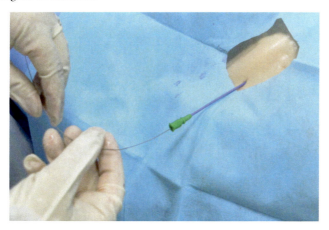

Fonte: Arquivo dos autores (2023)

l. Retirada do dilatador e passagem do cateter através do fio guia até este ser introduzido na profundidade predeterminada, acima da entrada do átrio direito. Certifique-se novamente antes da inserção do cateter de garantir que a ponta externa do fio guia em seu domínio. Monitorizar as anormalidades de ritmo com um eletrocardiograma. Retirada do fio guia e realização de lavagem do cateter com solução salina (FIGURAS 33 e 34).

Fig. 33: Introdução do cateter. Fig. 34: Remoção do fio guia

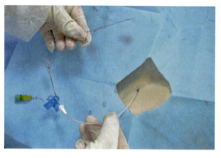 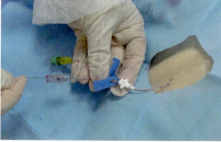

Fonte: Arquivo dos autores (2023)

    m. Fixação do cateter por meio de sutura e posterior curativo da área de punção (FIGURA 35).

Fig. 35: Fixação do cateter com ponto simples

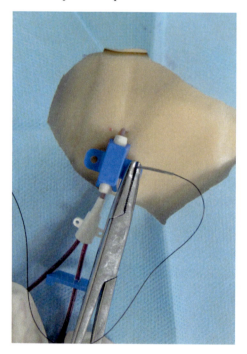

Fonte: Arquivo dos autores (2023)

    n. Obtenção de um raio X de tórax para identificar a posição e a colocação do cateter intravenoso e um possível pneumotórax.

2.6.1.3 Acesso Venoso Central – Veia Femoral

a. Posicionamento do paciente em posição supina. O quadril ipsilateral deve estar em posição neutra ou com discreta rotação externa.

b. Palpação da artéria femoral como ponto de referência primário. A veia femoral fica, em geral, diretamente medial à artéria femoral (nervo, artéria, veia, espaço vazio, linfáticos). O local de inserção deve ser aproximadamente 1,5 cm medial a um pulso femoral palpável e aproximadamente 1,5 cm abaixo do ligamento inguinal. Para reduzir o risco de canulação da artéria femoral, manter um dedo na artéria para verificar a localização anatômica durante o procedimento (FIGURAS 36 e 37)

Fig. 36 e 37: Anatomia da região inguinal, importante para a punção venosa de v. femoral

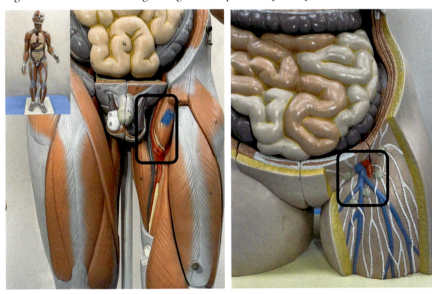

Fonte: Arquivo dos autores (2023)

c. Higienização das mãos do profissional e a utilização de materiais de proteção individual, além da explicação do procedimento ao paciente (manequim). No acesso venoso central o profissional deverá utilizar luva estéril, avental estéril e impermeável, além de máscara, touca e óculos de proteção (FIGURA 9).

d. Antissepsia da área com solução de clorexidina ou iodopovidona, incluindo a área da espinha ilíaca anterossuperior superiormente e lateralmente até 10 – 15 cm abaixo do ligamento inguinal. Posteriormente isolar a área com um campo estéril. Atenção especial para que não haja contaminação da área.

e. Identificação e palpação de estruturas anatômicas: artéria femoral e ligamento inguinal, crista ilíaca anterossuperior. Nessa etapa também pode se fazer o uso do ultrassom.

f. Aplicação de anestésico local em região subcutânea da área a ser puncionada. O Anestésico geralmente utilizado é lidocaína a 2% sem vasoconstritor.

g. Inserção gradual e contínua de uma agulha de grosso calibre, conectada a uma seringa com uma pequena quantidade de soro fisiológico e discreta tração do êmbolo da seringa e consequente pressão negativa até a perfuração da veia e o refluxo do sangue. A inserção se dá diretamente sobre a veia femoral, direcionando a agulha para a cabeça do paciente, tentando manter a agulha e a seringa paralelas ao plano frontal. A punção deve ocorrer de 1 a 2 cm abaixo do ligamento inguinal e medial à artéria femoral. A angulação da agulha, nesse caso, é de 20° a 30°.

h. Remoção da seringa e colocação do guia metálico através da agulha. Nunca forçar a introdução do fio guia.

i. Remoção da agulha após a introdução do fio guia na medida adequada. É de suma importância que o fio guia fique sempre seguro por uma das mãos de forma que não haja a possibilidade de ele ser introduzido ou retirado na hora da manipulação de um outro material como o cateter.

j. Incisão da pele próximo a entrada do fio guia, com um bisturi, de forma a aumentar o orifício de passagem para o dilatador e o para o cateter.

k. Passagem do dilatador através do fio guia, cruzando a pele até alguns centímetros de forma a dilatar a entrada no vaso sanguíneo. Certifique-se de ter a ponta do fio guia em seus dedos.

l. Retirada do dilatador e passagem do cateter através do fio guia até este ser introduzido na profundidade predeterminada, acima da entrada do átrio direito. Certifique-se novamente de antes da inserção do cateter garantir a ponta externa do fio guia em seu domínio. Monitorizar as anormalidades de ritmo com um eletrocardiograma. Retirada do fio guia e realização de lavagem do cateter com solução salina.

m. Fixação do cateter através de sutura e posterior curativo da área de punção.

n. Obtenção de um raio X de tórax e abdômen para identificar a posição e a colocação do cateter.

Referências

APFELBAUM, J. L. Practice Guidelines for Central Venous Access 2020: An Updated Report by the American Society of Anesthesiologists Task Force on Central Venous Access. **Anesthesiology**, v. 132, n. 1, p. 8–43, 2020.

HEFFNER, A. C.; ANDROES, M. P. **Central venous access in adults.** Disponível em: https://www.uptodate.com/contents/central-venous-access-in-adults-general-principles. Acesso em: 23 fev. 2023.

MAYEAUX, E. J. **Guia Ilustrado de Procedimentos Médicos.** Porto Alegre: Artmed - Panamericana Editora, 2012.

NETO, A. S.; DIAS, R. D.; VELASCO, I. T. **Procedimentos em Emergências**. 2. ed. Barueri-SP: Manole, 2016.

ROBERTS, J. R. *et al.* **Clinical procedures in emergency medicine**. 6th. ed. Philadelphia, PA: Elsevier, 2014.

SANARMED. **Acesso venoso central:** aprenda o passo a passo. Disponível em: https://www.sanarmed.com/acesso-venoso-central-tecnica-posti. Acesso em: 23 fev. 2023.

SCHWAN, B. L.; AZEVEDO, E. G.; COSTA, L. B. DA. **Acesso Venoso Central.** Disponível em: https://bit.ly/3kgkCUD. Acesso em: 23 fev 2023.

3

MANUSEIO BÁSICO DAS VIAS AÉREAS

Andrezza Monteiro Rodrigues da Silva
Leonardo Pessoa Cavalcante

O manuseio básico das vias aéreas é de extrema importância no dia a dia da urgência e emergência, assim como das unidades de terapia intensiva e centro cirúrgico. Alunos do curso de saúde tendem a preterir esse manuseio básico em prol de procedimentos mais invasivos como a intubação endotraqueal, entretanto a manutenção das vias aéreas patentes, a oxigenação e uma boa ventilação bolsa-máscara são capazes de manter um paciente em apneia vivo até a obtenção de uma via aérea definitiva.

Os procedimentos para manuseio básico das vias aéreas são rápidos e podem ser realizados em qualquer ambiente, devendo ser de domínio dos profissionais médicos. As suas principais indicações são: manter a via aérea pérvia, oxigenar, ventilar e proteger contra bronca aspiração.

Nesse manual abordaremos a abertura das vias aéreas, a suplementação de oxigênio, a ventilação bolsa-máscara e o uso da máscara laríngea.

3.1 Equipamentos e materiais

- Luvas de procedimento;
- Touca;
- Máscara;
- Óculos de proteção;
- Simulador para manuseio de vias aéreas;
- Cânula orofaríngea e nasofaríngea;
- Dispositivos de suplementação de oxigênio (Cateter nasal, máscara de Venturi);
- Bolsa-máscara (AMBU®);

- Máscara facial;
- Máscara laríngea;
- Seringa de 20 ml;
- Gel lubrificante. (FIGURA 1)

Fig. 1: 1 – Máscara facial, 2- Cânula orofaríngea, 3 – Máscara laríngea, 4 – Tubo para fonte de oxigênio, 5 – Bolsa de ventilação com reservatório.

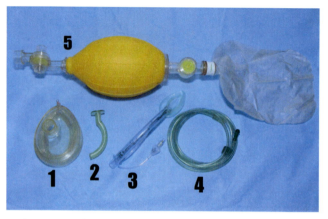

Fonte: Arquivo dos autores (2023)

3.2 Simuladores

Fig. 2: Life/Form® - Larry Airway. Fig. 3: Life/Form® - Larry Airway.

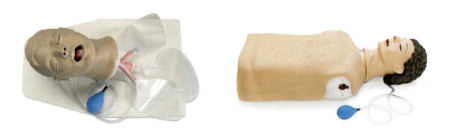

Fonte: https://nascohealthcare.com Fonte: https://nascohealthcare.com

3.3 Indicações

- Manutenção da permeabilidade das vias aéreas;
- Manutenção da oxigenação;
- Manutenção da ventilação.

3.4 Contraindicações

3.4.1 Relativas

- Traumatismo facial importante;
- Tumor de face, boca, faringe, laringe;
- Obstrução de via aérea superior.

3.4.2 Absoluta

- Ordem de não reanimar.

3.5 Complicações

- Broncoaspiração;
- Incapacidade de ventilação.

3.6 Procedimento

O manuseio básico das vias aéreas, assim como outros procedimentos nos quais se tem contato direto com o paciente, exigem que o profissional de saúde utilize os equipamentos de proteção individual: touca, máscara, óculos de proteção e luvas, além de avental ou jaleco.

3.6.1 Abertura de vias aéreas

O primeiro passo na abordagem das vias aéreas é garantir a per-meabilidade destas, verificando inicialmente a presença de impedimento à passagem de ar. As principais causas de obstrução das vias aéreas superiores são a queda da língua sobre a hipofaringe, geralmente ocorrendo quando os pacientes estão inconscientes ou sedados, devido ao relaxamento da musculatura, e a presença de corpo estranho. A obstrução também pode ocorrer em caso de fratura de mandíbula ou lesão dos músculos que sustentam a hipofaringe.

A permeabilização das vias aéreas pode inicialmente serem realizadas por meio de manobras manuais:

a. inclinação da cabeça com elevação do mento: umas das mãos é colocada na região frontal do paciente e a outra na região do mento, abaixo do queixo, o deslocando com as pontas dos dedos indicador e médio em direção cefálica. A pressão dos dedos deve ser somente sobre a parte óssea do queixo e não sobre os tecidos da região submandibular (FIGURA 4);

b. elevação da mandíbula: o profissional se posiciona posteriormente ao paciente ou ao seu lado, mantendo a imobilização da cabeça/pescoço e com os 4o e 5o dedos de suas mãos desloca a mandíbula para cima e com os polegares mantém a boca do paciente aberta (FIGURA 5).

A literatura mais atual descreve as manobras acima conjuntamente, usando um termo chamado de "manobra tripla das vias aéreas", sendo uma combinação de inclinação da cabeça, projeção da mandíbula e abertura da boca (FIGURA 6).

Nos pacientes com suspeita de lesão cervical deve se realizar a inclinação da cabeça e elevação do mento com critério, sendo a tração da mandíbula a manobra preferencial.

Fig. 4: Inclinação da cabeça com elevação do mento.

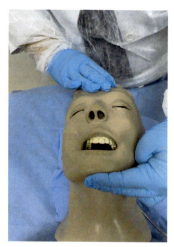

Fig. 5: Elevação da mandíbula.

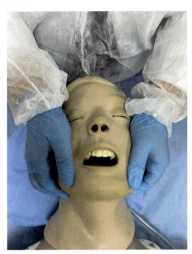

Fig. 6: Manobra tripla: inclinação da cabeça com elevação do mento, elevação da mandíbula e abertura da boca.

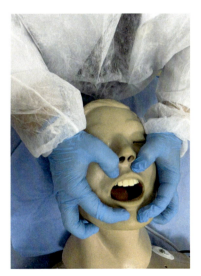

Fonte: Arquivo dos autores (2023)

  O manejo das vias aéreas geralmente é mais fácil quando os pacientes estão na posição de decúbito dorsal horizontal, entretanto a posição lateral pode ser melhor para pacientes que estão vomitando ativamente e aqueles com sangramento ou secreções nas vias aéreas superiores.

3.6.2 Cânulas Faríngeas

3.6.2.1 Cânula Orofaríngea ou de Guedel

Em alguns pacientes a hipóxia pode se desenvolver devido a frequente obstrução mecânica por queda da língua, necessitando que as manobras manuais sejam contínuas. Nesses casos, no intuito de manter as vias aéreas superiores pérvias também podemos fazer uso de equipamentos como a cânula orofaríngea ou a nasofaríngea, de maneira que o paciente sustente a via aérea pérvia sem a necessidade das manobras de forma contínuas pelo profissional.

A cânula orofaríngea é um dispositivo que tem como função evitar a queda da língua sobre a parede posterior da faringe, devendo ser utilizada apenas em pacientes inconscientes ou sem reflexo de proteção de via aérea. Pode também ser utilizada quando se deseja que o paciente não oclua a boca e morda a língua. Esse equipamento geralmente é de plástico e em seu interior há um "espaço" por onde o ar pode passar. O seu tamanho deve ser adequado as dimensões do paciente, sendo o tamanho ideal medido entre a comissura labial e o ângulo da mandíbula (FIGURA 7).

Fig. 7: Mensuração da cânula de Guedel adequada

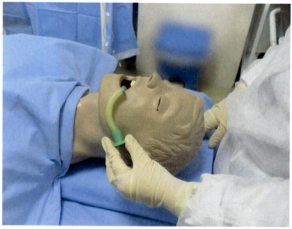

Fonte: Arquivo dos autores (2023)

A introdução da cânula se dá com o seu lado côncavo para cima e após a sua porção distal cruzar o palato duro, ela é rotacionada 180º e segue a sua introdução ao longo da língua (FIGURAS 8-11)

Fig. 8-11: Inserção da cânula de Guedel, entrando pelo seu lado côncavo e após cruzar o palato rotacionar 180º, continuando sua introdução até ficar posicionada entre os lábios

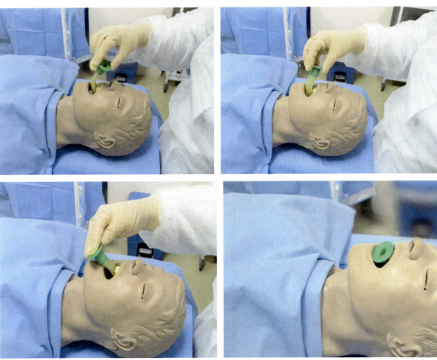

Fonte: Arquivo os autores (2023)

3.6.2.2 Cânula nasofaríngea

Esse equipamento é um tubo macio, geralmente de borracha, que é utilizado nos casos em que não é possível /ou indicado a abertura da boca, como nos pacientes com trismo.

Esse dispositivo também deve ser de tamanho adequado para cada paciente, devendo ser do tamanho do segmento medido entre a entrada da narina e o ângulo da mandíbula, devendo ser introduzido na narina após lubrificação com gel anestésico, em direção occipital ao longo do assoalho do nariz até que a porção maior da cânula esteja na entrada do orifício nasal. A sua utilização é contraindicada em pacientes com trauma craniano ou facial.

3.6.3 Dispositivos para suplementação de oxigênio

A quantidade de oxigênio presente no organismo humano depende de uma série de fatores como da pressão parcial de oxigênio inspirada, da ventilação alveolar, da hematose, do transporte de oxigênio e do débito cardíaco. Alterações em qualquer de um desses fatores pode levar a um déficit de oxigênio. Os profissionais da saúde podem intervir na maioria do funcionamento desses fatores, sendo o mais acessível o aumento da pressão parcial por meio do aumento da fração inspirada pela suplementação de oxigênio.

Quando houver qualquer suspeita de hipóxia tecidual, a terapia com oxigênio suplementar deve ser ofertada ao paciente, sendo a presença de hipoxemia arterial (pressão arterial de oxigênio mais baixa que 60 mmHg ou saturação de oxigênio inferior a 90%) uma indicação obrigatória de oxigenioterapia.

Existem uma série de dispositivos utilizados para a suplementação de oxigênio, que vão desde um cateter nasal de baixo fluxo até um dispositivo de alto fluxo como a máscara de Venturi.

A seleção do dispositivo adequado vai depender das condições clínicas do paciente e da quantidade de oxigênio que será necessária para ofertar. Os pacientes que precisam de controle rigoroso da fração inspirada de oxigênio e/ou com hipoxemia grave, disfunção de órgãos--alvo requerem uma entrega de oxigênio mais alta e por isso costumam se beneficiar de dispositivos de alto fluxo. Já aqueles que não requerem controle rigoroso, mas que precisam de oxigênio suplementar se beneficiam dos dispositivos como as máscaras de baixo fluxo. O cateter nasal (FIGURA 12) comumente utilizado é indicado para paciente que não necessitam de alta fração inspirada e não são prejudicados pela falta de um controle preciso, pois uma taxa de fluxo de 1 a 3l/min alcançará uma fração inspirada de oxigênio de 23-35%.

Em pacientes em parada cardiorrespiratória e em casos de envenenamento por monóxido de carbono deve-se fornecer oxigênio a 100%.

Em todos os pacientes que recebem oxigênio complementar deve ser realizada avaliação clínica frequente e monitoramento da saturação de pulso de oxigênio, assim como se possível a gasometria arterial.

Fig. 12: Cateter nasal de oxigênio

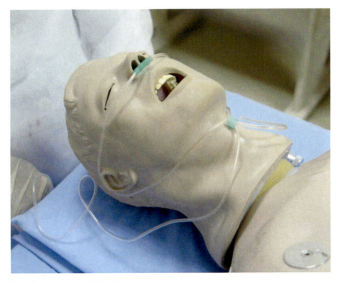

Fonte: Arquivo dos autores (2023)

3.6.4 Ventilação bolsa- máscara (AMBU®)

A ventilação com a utilização do dispositivo bolsa - máscara é uma técnica de ventilação de extrema importância, pois se trata de um procedimento rotineiro e que salva vidas. O objetivo é o fornecimento de ar em volume adequado, sem gerar alta pressão de pico nas vias aéreas e nem insuflação do estômago, o que favorece a regurgitação e bronco aspiração. A ventilação e oxigenação devem ser avaliadas pela elevação da caixa torácica, pelos sons respiratórios, pela saturação de pulso de oxigênio e se possível preferencialmente pela capnografia.

A ventilação com bolsa máscara está indicada como técnica inicial em pacientes em apneia e como ventilação de resgate nos casos de falha de intubação traqueal. As contraindicações são aquelas situações em que a colocação da máscara não é possível como nos traumas deformantes de face. E como complicações temos a inabilidade de ventilação e a insuflação gástrica.

O bom resultado da ventilação com bolsa-máscara vai depender da permeabilidade das vias aéreas e vedação da máscara sobre a face do paciente. Portanto, para um bom resultado, é necessário que as vias aéreas estejam abertas e a máscara bem acoplada.

Existem uma infinidade de modelos de máscaras faciais e de tamanhos diversos. O importante é que haja uma que se adapte a face do paciente e produza uma boa vedação. A máscara deve envolver todo o nariz e boca do paciente.

Quando somente um profissional for fazer a ventilação bolsa máscara, uma mão vai segurar a máscara fazendo o selo e a outra vai apertar a bolsa para a ventilação. A mão que segura a máscara deve ao mesmo tempo acoplar a máscara e fazer o levantamento da mandíbula. Para essa finalidade a técnica C-E costuma ser muito eficaz. O polegar e o dedo indicador formam um "C" para pressionar a máscara enquanto o terceiro, quarto e quinto dedos formam um E para levantar a mandíbula (FIGURAS 13 e 14).

Fig. 13 e 14: Técnica C-E para acoplar a máscara à face do paciente com uma mão enquanto a outra pressiona a bolsa para ventilação

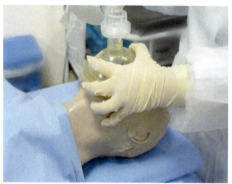 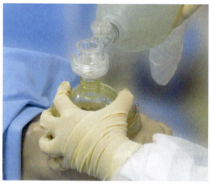

Fonte: Arquivo dos autores (2023)

Em casos em que a ventilação é difícil, pode-se utilizar o recurso de ventilação com 4 mãos, 2 profissionais. Um segura a máscara podendo utilizar a técnica do duplo "C-E", com as duas mãos acoplando a máscara na face do paciente, enquanto um segundo profissional aperta a bolsa para ventilação (FIGURA 15). Outro recurso que se pode utilizar quando a ventilação com máscara facial for difícil é o uso da cânula orofaríngea ou nasofaríngea. São fatores que podem dificultar a ventilação com bolsa-máscara: presença de barba, obesidade, falta de dentes, protrusão mandibular, entre outros.

Fig. 15: Ventilação a quatro mãos

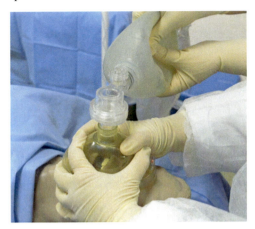

Fonte: Arquivo dos autores (2023)

Todos os dispositivos bolsa-máscara devem ser acoplados a uma fonte de oxigênio. A quantidade fornecida depende da frequência ventilatória, do volume de ar fornecido em cada ventilação, da taxa de fluxo de oxigênio, entre outros fatores. Um outro fator muito importante é a presença de uma bolsa reservatório de pelo menos 2,5 litros e uma válvula de demanda.

3.6.5 Máscara laríngea clássica

A máscara laríngea é um dispositivo colocado de forma às cegas acima da laringe, por isso chamado supra glótico, com o objetivo de fornecer ventilação e oxigenação. Pode ser utilizado como dispositivo de resgate naqueles pacientes nos quais a ventilação e/ou oxigenação são difíceis ou mesmo impossíveis utilizando a máscara facial, sendo utilizados até a obtenção de uma via aérea definitiva.

Entre as indicações do seu uso podemos citar: parada cardiorrespiratória, apneia e insuficiência respiratória, depressão do sensório com perda da capacidade de proteção das vias aéreas, trauma facial, obesidade e na via aérea difícil. Entre as suas contraindicações temos a abertura bucal limitada (<2cm), pressão alta de vias aéreas e inadequada sedação.

A colocação da máscara laríngea dispensa o uso do laringoscópio e quando corretamente posicionada, a face convexa fica em contato com a parede da faringe posteriormente e a outra face sobreposta às estruturas supragloticas. A ponta se acomoda sobre o esfíncter esofagiano superior.

As máscaras podem ser descartáveis ou reutilizáveis e existem tamanhos apropriados para cada paciente:

- N.º 3 - crianças / adolescentes de 30 a 50 Kg;
- N.º 4 - adultos de 50 a 70 Kg (geralmente mulheres / homens menor porte);
- N.º 5 - adultos de 70 a 100 Kg (geralmente homens / idosos – ausência de dentes).

A técnica para colocação da máscara laríngea segue os seguintes passos:

a. Verificação da integridade da máscara, assim como do manguito pneumático e da válvula de retenção. No caso de vazamento trocar a máscara por outra.

b. Desinsuflação do manguito após o teste contra uma superfície plana, mantendo as bordas lisas e evitando dobras.

c. Lubrificação, com gel anestésico ou geleia neutra hidrossolúvel, das duas faces, dando ênfase na face posterior da máscara com gel anestésico ou lubrificante para facilitar a introdução e o deslizamento da máscara contra o palato e na curva posterior da faringe. Evitar o excesso de lubrificante na face anterior, o que pode obstruir a abertura distal da máscara ou escorrer para a laringe desencadeando um Laringoespasmo (FIGURAS 16 e 17).

Fig. 16 e 17: Lubrificação do manguito da máscara laríngea em sua face anterior e posterior

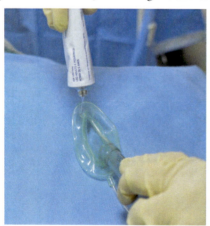 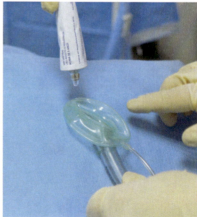

Fonte: Arquivo dos autores (2023)

d. Segurar a máscara como se fosse uma caneta, mantendo o dedo indicador na junção do manguito com o tubo (FIGURA 18).

e. Posicionar o paciente em decúbito dorsal horizontal, mantendo o pescoço fletido e a cabeça estendida com uma mão, enquanto com a outra, inicie a passagem da ML, com sua abertura dirigida para frente e o dorso contra os dentes incisivos do paciente (FIGURA 18).

f. Introduzir a máscara com a ponta do seu manguito pressionando o palato duro, de forma que a progressão em direção a hipofaringe se dê com o coxim da máscara deslizando contra o palato. Sempre verificar se a ponta da máscara na encontra-se dobrada (FIGURA 18)

g. Empurra a máscara para baixo, num único movimento, com o dedo indicador ainda mantendo pressão contra o palato.

h. Inserir a máscara o mais profundamente possível na hipofaringe. Em seguida, com a ML em posição (use a mão livre par a segurar o tubo), simultaneamente, retire o dedo indicador de dentro da cavidade oral do paciente e, ao mesmo tempo, introduza ainda até que se sinta uma resistência elástica. Neste ponto deverá estar corretamente posicionada, com seu extremo pressionando o esfíncter esofágico superior (FIGURA 19).

Fig. 18 e 19: Introdução da máscara laríngea com a abertura para frente. Dedo indicador posicionado na junção do manguito com o tubo

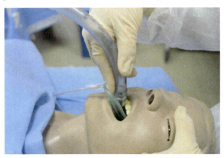 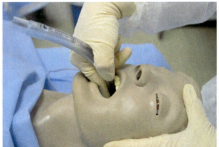

Fonte: Arquivo dos autores (2023)

i. Solte a máscara, deixando-a totalmente livre e insufle o manguito com o volume adequado indicado no dispositivo. Durante este enchimento, é normal se observar um retrocesso de 1 a 1,5 cm do tubo de silicone, devido ao acomodamento do coxim da máscara sobre as estruturas supraglóticas. Em seguida, conecte a bolsa inflável à ML e assista gentilmente à ventilação com pressão traqueal baixa observando a expansão torácica e ausculta pulmonar, para se ter certeza do correto posicionamento (FIGURA 20 e 21). A fixação da ML é semelhante à de um tubo traqueal (FIGURA 22).

Fig. 20 e 21: Fixação da máscara laríngea

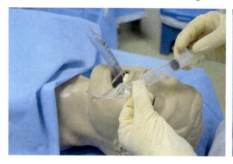
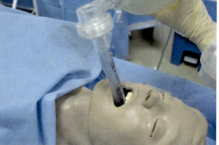

Fonte: Arquivo dos autores (2023)

Fig. 22: Fixação da máscara laríngea

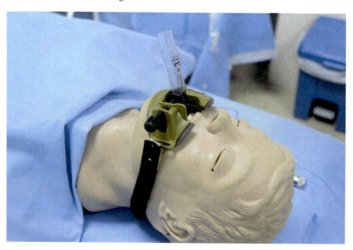

Fonte: Arquivo dos autores (2023)

  O paciente deve estar dormindo, relaxado e sem sentir dor para a introdução da máscara. Na urgência seria o caso do paciente inconsciente.

  As complicações relacionadas ao uso da máscara laríngea incluem edema e lesão de base da língua e aspiração de conteúdo gástrico.

Referências

ANESTESIOLOGIA, S. B. DE. **Máscara laríngea.** Disponível em: Manual_ML_ impr.pdf (viaaereadificil.com.br). Acesso em: 24 fev. 2023.

APFELBAUM, J. L. *et al.* Practice Guidelines for Management of the Difficult Airway. **Anesthesiology,** n. 2, p. 251–270, 2013.

MARTINS, H. S.; NETO, R. A. B.; VELASCO, I. T. **Medicina de emergência:** abordagem prática. Disciplina de Emergências Clínicas, Hospital das Clínicas da FMUSP. 11. ed. Barueri-SP: Manole, 2016.

OTTEN, D. *et al.* Comparison of bag-valve-mask hand-sealing techniques in a simulated model. **Annals of Emergency Medicine,** v. 63, n. 1, p. 1–16, 2014.

ROBERTS, J. R. *et al.* **Clinical procedures in emergency medicine.** 6th. ed. Philadelphia, PA: Elsevier, 2014.

SCHWARTZ, S.; PENG, Y. G. A máscara laríngea: expandindo o uso para além da ventilação espontânea de rotina para cirurgia. **Boletim da APSF,** v. 4, n. 3, p. 112–114, 2021.

SHARMA, B.; SAHAI, C.; SOOD, J. Extraglottic airway devices: Technology update. **Medical Devices: Evidence and Research,** v. 10, p. 189–205, 2017.

4

INTUBAÇÃO ENDOTRAQUEAL

Andrezza Monteiro Rodrigues da Silva
Leonardo Pessoa Cavalcante

A intubação endotraqueal é um procedimento médico que visa o estabelecimento de uma via aérea definitiva, sendo o indicado para assegurar uma ventilação e oxigenação adequadas. É um procedimento frequente nas emergências, unidades de terapia intensiva e salas de cirurgia, em situações em que o paciente não tem a capacidade de ventilar e/ou oxigenar e/ou manter a patência das vias aéreas.

É fundamental que médicos, independente da especialidade, saibam realizar a intubação endotraqueal, entretanto vale ressaltar que o manejo das vias aéreas tem como objetivo primário a oxigenação adequada e que o procedimento de entubar um paciente é um aspecto dentro do manejo das vias aéreas, sendo importante que todo profissional tenha em mente um algoritmo com padrão claro e familiaridade com equipamentos e técnicas.

Num cenário de emergência, seja em qual setor for, é importante que o médico opte por técnicas de intubação com alta taxa de sucesso para cada paciente individualmente e que saiba reconhecer quando a técnica falha mudando rapidamente para outra diferente. Muitas vias aéreas difíceis podem não ser previsíveis e ter um plano B bem definido com recursos apropriados é essencial.

Um aspecto muito importante na realização desse procedimento é garantir que os materiais e equipamentos essenciais estejam disponíveis e de fácil acesso. As falhas no manejo das vias aéreas podem ter consequências muito importantes, como o óbito.

Existem atualmente diversas técnicas e dispositivos para realização da intubação traqueal, como a técnica de intubação em sequência rápida, a técnica de intubação com paciente acordado, o uso de laringoscópio tradicional, de videolaringoscópio, fibroscópio, entre outros. Neste manual abordaremos a técnica de intubação em sequencial rápida e o uso do laringoscópio tradicional com laringoscopia direta, além do uso do Bougie.

4.1 Equipamentos e materiais

- Luvas de procedimento;
- Touca;
- Máscara;
- Óculos de proteção;
- Simulador para manuseio de vias aéreas;
- Cânula orofaríngea e nasofaríngea;
- Dispositivos de suplementação de oxigênio (Cateter nasal);
- Bolsa-máscara (AMBU®);
- Máscara facial;
- Seringa de 20 ml;
- Cabo de laringoscópio com bateria;
- Lâminas de laringoscópio de vários tamanhos:
- Macintosh no. 3 e 4 para maioria dos adultos;
- Tubos endotraqueais de vários tamanhos:
- 7,0 a 7,5 para maioria das mulheres adultas;
- 7,5 a 8,0 para a maioria dos homens adultos;
- Aspirador com ponta;
- Material para fixação do tubo;
- Capnógrafo. (FIGURA 1)

Fig. 1: 1 – Máscara facial, 2- Laringoscópio (lâmina curva e cabo), 3 Cânula de Guedel, 4 – Tubo traqueal, 5 – Seringa, 6 - Bolsa de ventilação com reservatório.

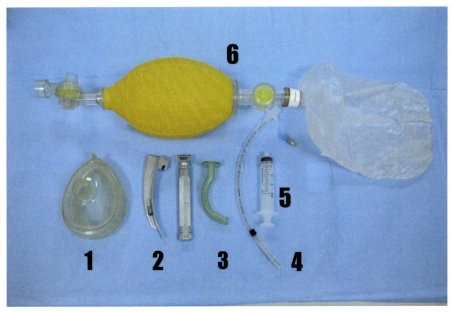

Fonte: Arquivo dos autores (2023)

4.2 Simuladores

Fig. 2: Simulaids® - Treinador de gestão de vias aéreas em adultos. Fig. 3: Life/Form® - Treinador de gestão de vias aéreas em adultos

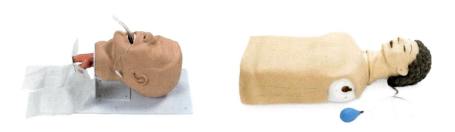

Fonte: https://simulaids.co.uk Fonte: https://nascohealthcare.com

4.3 Indicações

- Insuficiência respiratória;
- Apneia;
- Parada cardiopulmonar ou instabilidade hemodinâmica grave;
- Impossibilidade de manter via aérea pérvia;
- Depressão do sensório com perda da capacidade de proteção das vias aéreas;
- Indicação de ventilação sob pressão positiva;
- Antecipação de curso clínico (Ex.: lesão térmica por inalação, lesão química);
- Procedimentos e cirurgias.

4.4 Contraindicações

4.4.1 Relativas

- Traumatismo facial importante;
- Tumor de face, boca, faringe, laringe;
- Obstrução de via aérea superior.

4.4.2 Absolutas

- Ordem de não reanimar;
- Transecção de traqueia.

4.5 Complicações

- intubação esofágica não reconhecida;
- hipóxia;
- hipercapnia;
- vômitos e broncoaspiração;
- trauma de dentes, lábios e cordas vocais;
- exacerbação de lesão cervical.

4.6 Procedimento

O preparo para a intubação endotraqueal é um passo importante e deve ser realizado sempre que possível. Esse é um tipo de procedimento que é mais bem realizado na presença de dois profissionais médicos, sendo um para realizar a intubação e o outro para manusear os equipamentos, ajudar no posicionamento e observar o monitor, em trabalho conjuntamente com a equipe de enfermagem. Entretanto nem sempre esse cenário e o tempo são adequados.

4.6.1 Preparação

Assim como outros procedimentos nos quais se tem contato direto com o paciente, o profissional de saúde deve utilizar os equipamentos de proteção individual: touca, máscara, óculos de proteção e luvas, além de avental ou jaleco.

a. monitorização do paciente e administração de oxigênio;

b. estabelecer ou checar funcionamento de acesso venoso;

c. preparar medicamentos e nomeá-los se o tempo permitir;

d. confirmar disponibilidade e funcionamento dos equipamentos de intubação (confirmar que a lâmpada do laringoscópio esteja funcionando e ajustada adequadamente ao cabo, inflar o balonete do tubo endotraqueal e verificar a sua integridade), assim como fonte de oxigênio e aspirador (FIGURA 4);

e. posicionar paciente corretamente e avaliar a via aérea;

f. maximizar pré-oxigenação;

g. certifica-se que todos os membros da equipe estejam cientes de suas funções, do processo e do plano alternativo.

Fig. 4: Avaliação da integridade e teste do balonete do tubo

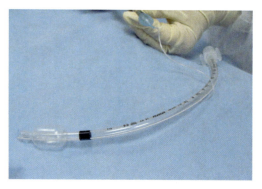

Fonte: Arquivo dos autores (2023)

4.6.2 Pré-oxigenação

A pré-oxigenação consiste no fornecimento da fração máxima de oxigênio inspirado utilizando um sistema de ventilação sem reinalação por aproximadamente 3 a 5 minutos antes da intubação. O objetivo é maximizar a saturação de oxigênio para que se tenha mais tempo para realizar a intubação antes da dessaturação e também para remover o nitrogênio dos pulmões do paciente substituindo por oxigênio, fornecendo tempo máximo seguro de apneia durante a laringoscopia. Existem pacientes com maior risco de dessaturar como obesos e grávidas e nesses principalmente a pré-oxigenação é fundamental (FIGURA 5).

Fig. 5: Pré – Oxigenação do paciente

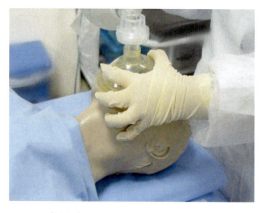

Fonte: Arquivo dos autores (2023)

4.6.3 Posicionamento do paciente

O posicionamento do paciente é um fator primordial na abordagem da via aérea. O paciente deve ser colocado em decúbito dorsal horizontal com a cabeça ao nível da porção inferior do esterno do profissional que vai realizar a intubação. A posição ideal é a posição olfativa, com a cabeça estendida sobre o pescoço e o pescoço flexionado em relação ao tronco e com a extensão atlanto-occipital. Essa posição alinha os eixos oral, faríngeo e laríngeo contribuindo para a melhor laringoscopia. Em adultos não obesos essa posição é conseguida elevando a cabeça cerca de 10 cm, entretanto a depender do tamanho e da forma do paciente a elevação da cabeça difere de forma significativa. O objetivo final deve ser o alinhamento horizontal do meato acústico com o esterno, sendo essa posição contraindicada em pacientes com lesões de coluna.

4.6.4 Técnica

4.6.4.1 Laringoscopia direta com laringoscópio convencional

a. Segure o laringoscópio na mão esquerda com a parte de trás da lâmina pressionada no aspecto hipotenar de sua mão (FIGURA 6).

b. Introduza a ponta do laringoscópio no lado direito da boca do paciente. Deslize a lâmina ao longo do lado direito da língua enquanto desloca gradualmente a língua para a esquerda conforme move a lâmina para o centro da boca (FIGURA 6).

c. Ao chegar na base da língua e visualizar a epiglote, se estiver com a lâmina curva, progrida e coloque a ponta da lâmina na valécula (espaço entre a base da língua e a epiglote) (FIGURA 7).

Fig. 6: Introdução do laringoscópio pelo lado direito da boca. Fig. 7: Visualização da valécula

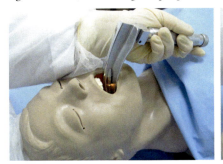 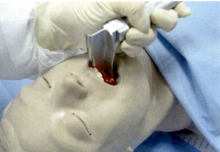

Fonte: Arquivo dos autores (2023)

d. Exerça uma força ao longo do eixo do cabo do laringoscópio levantando-o para cima e para frente em um ângulo de 45 graus. Ocorrerá a elevação anterior da base da língua e nesse momento as cordas vocais deverão ser visualizadas. Se estiver usando a lâmina reta, insira a ponta um pouco abaixo e levante-a conjuntamente. Evite o movimento de báscula (FIGURA 8).

e. Segure o tubo com a mão direita e introduza-o pelo lado direito da boca do paciente. Avance o tubo em direção à laringe e à traqueia. Após o balonete passar pelas cordas vocais introduza o tubo mais uns 3-4 cm (FIGURA 9).

Fig. 8: Visualização das cordas vocais. Fig. 9: Passagem do tubo traqueal

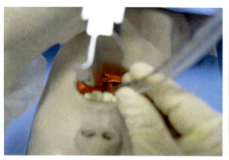 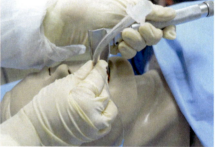

Fonte: Arquivo dos autores (2023)

f. Insufle o balonete até o ponto de vazamento mínimo de ar com ventilação por pressão. Em uma intubação de emergência, insufle com 10 ml de ar e ajuste o volume de insuflação após o paciente estar estabilizado (FIGURA 10).

g. Confirme a intubação traqueal com o capnógrafo e da ventilação pulmonar bilateral com o estetoscópio.

h. O tubo na posição correta e balonete insuflado, fixe o tubo (fitas comerciais, fita adesiva) firmemente (FIGURAS 11 e 12).

Fig. 10: Insuflação do balonete. Fig. 11 e 12: Fixação do tubo traqueal

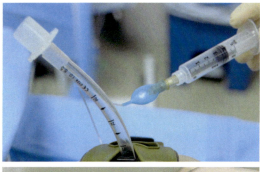

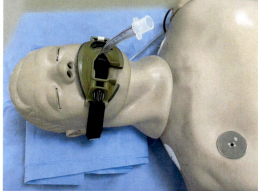

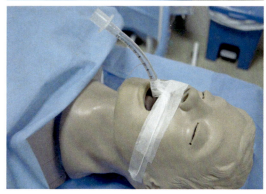

Fonte: Arquivo dos autores (2023)

4.6.4.2 *Bougie*

Existem situações nas quais, utilizando a laringoscopia direta, as cordas vocais são parcialmente visualizadas ou até mesmo não visualizadas, sendo possível apenas uma parte da epiglote de ser vista. Nesses casos podemos utilizar um dispositivo chamado *Bougie*, que é um tubo introdutor, longo, fino, de 50-60 cm com a ponta dobrada em um ângulo de 30-40º, que com auxílio do laringoscópio é inserido na abertura laríngea e ajuda a orientar a introdução da cânula traqueal (FIGURA 13).

O uso do *Bougie* também deve ser considerado quando uma via aérea difícil é prevista, já o deixando separado junto com o material de via aérea.

Uma opção ao Bougie seria o *Frova*, um introdutor de plástico, oco, com a ponta fenestrada que permite a ventilação e oxigenação. Na extremidade externa vem com um adaptador para a conexão com o sistema bolsa-válvula-máscara.

Fig. 13: Fio Introdutor Bougie

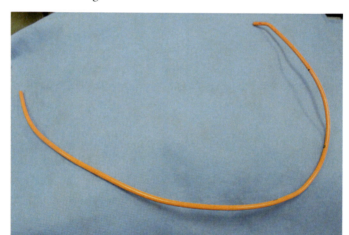

Fonte: Arquivo dos autores (2023)

Técnica de uso do *Bougie*:

a. Realizar a laringoscopia e tentar obter a melhor visualização possível da abertura glótica (FIGURAS 6 e 7).

b. Inserir o introdutor com a extremidade angulada para cima, procurando acompanhar visualmente o trajeto da ponta angulada do guia em seu caminho pela face posterior da epiglote ou até que sua passagem pelas cordas seja concluída. Se apenas a epiglote estiver visível, coloque o introdutor, com uma curva distal de 60º. logo abaixo da epiglote e direcione-o anteriormente (FIGURA 14).

c. Ao ultrapassar a fenda glótica em direção a traqueia é possível perceber os "cliques" quando a ponta do introdutor toca e em seguida salta entre os anéis traqueais, sendo a presença desse sinal um bom indicativo de que a extremidade do guia está bem-posicionada na luz, devendo então ser introduzido por mais 15-20cm. Se houver dúvida de que o introdutor está na via aérea, avance até 40 cm, ponto em que deve ser sentida uma resistência quando o introdutor passa a carina e entra em um brônquio principal. Se não houver essa resistência, é provável que esteja no esôfago. No caso de introdução do guia no esôfago não haverá essa sensação de quando se toca os anéis traqueais visto que as paredes do esôfago são lisas. Retire e faça nova tentativa.

d. O posicionamento do Bougie confirmado, manter a laringoscopia, enquanto um assistente introduz o tubo traqueal sob o guia pela sua extremidade proximal, deslizando cuidadosamente até que o tubo traqueal ultrapasse a laringe e adentre a luz da traqueia, sendo esse processo sempre acompanhado pela laringoscopia (FIGURA 15).

e. Retire o introdutor e verifique se a intubação está correta, de preferência através da utilização do capnógrafo (FIGURA 16).

f. Fixação do tubo traqueal com fita adesiva ou fixador comercial (FIGURA 17).

Fig. 14: Introdução do *Bougie* sob laringoscopia. Fig. 15 Após introduzir o Bougie, passar o tubo traqueal com o introdutor em seu interior

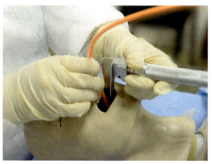 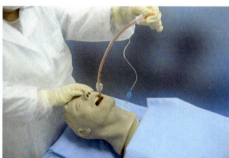

Fonte: Arquivo dos autores (2023)

Fig. 16: Após introduzir o Bougie, passar o tubo traqueal com o introdutor em seu interior
Fig.17: Fixação do tubo após confirmação de intubação correta

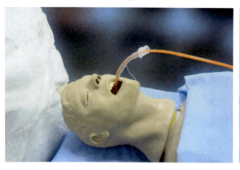
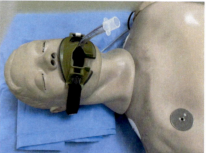

Fonte: Arquivo dos autores (2023)

4.7 Sequência Rápida de Intubação

A técnica de intubação em sequência rápida consiste em obter o controle das vias aéreas no menor tempo possível após a perda dos reflexos protetores de vias aéreas, ou seja, o tempo entre o fazer as medicações, o paciente perder a consciência e a obtenção de uma via aérea definitiva deve ser menor possível.

Essa modalidade de intubação reduz o risco de aspiração do conteúdo gástrico pois não se ventila o paciente, sendo utilizada principalmente em situações com maior risco de aspiração como trauma, ausência de jejum e obstrução intestinal.

Técnica

a. Preparação (avaliação de via aérea, checklist de material, monitorização, drogas e acesso venoso). Deixar o aspirador conectado a sonda próximo e material de via aérea difícil disponível.

b. Posicionamento do paciente (posição olfativa)

c. Pré-oxigenação (Fração inspirada de oxigênio de 100% - 3 a 5 minutos) (FIGURA 5).

d. Indução: Nessa etapa são utilizadas as drogas para dar ao paciente analgesia (fentanil), hipnose (midazolam, propofol, etomidato ou cetamina) e relaxamento muscular (succinilcolina ou rocurônio). Não necessariamente as três classes de drogas serão utilizadas, a depender das condições clínicas do paciente. Entretanto, o hipnótico e o relaxante muscular devem ser utilizados sempre que possível.

e. Laringoscopia, passagem do tubo traqueal e confirmação da intubação traqueal (FIGURAS 6 - 10).

f. Fixação do tubo com dispositivo fixador ou fitas adesivas (FIGURAS 11 e 12).

g. Ventilação com o dispositivo bolsa-válvula-máscara conectados a fonte de oxigênio ou conectar a um sistema de ventilação mecânica.

Referências

APFELBAUM, J. L. *et al.* 2022 American Society of Anesthesiologists Practice Guidelines for Management of the Difficult Airway. **Anesthesiology**, v. 136, n. 1, p. 31–81, 2022.

APFELBAUM, J. L. Practice Guidelines for Preoperative Fasting and the Use of Pharmacologic Agents to Reduce the Risk of Pulmonary Aspiration. **Anesthesiology**, v. 126, n. 3, p. 376–393, 2017.

MAYEAUX, E. J. **Guia Ilustrado de Procedimentos Médicos**. Porto Alegre: Artmed - Panamericana Editora, 2012.

ROBERTS, J. R. *et al.* **Clinical procedures in emergency medicine**. 6th. ed. Philadelphia, PA: Elsevier, 2014.

SANARMED. **Intubação Orotraqueal (IOT) na Emergência.** Disponível em: https://www.sanarmed.com/intubacao-orotraqueal-iot-na-emergencia--yellowbook. Acesso em: 24 fev 2023.

SCHWARTZ, S.; PENG, Y. G. A máscara laríngea: expandindo o uso para além da ventilação espontânea de rotina para cirurgia. **Boletim da APSF**, v. 4, n. 3, p. 112-114, 2021.

CRICOTIREOIDOSTOMIA

Leonardo Pessoa Cavalcante
Maria Carolina Coutinho Xavier Soares

A manutenção e a proteção das vias aéreas é uma necessidade vital para o ser humano e, portanto, as práticas das habilidades que permitem a ventilação e a oxigenação são imprescindíveis para todo egresso do curso médico.

A intubação orotraqueal é a técnica mais comum para obtenção de uma via aérea segura e definitiva. Entretanto nem sempre é possível de ser realizada, ou por se tratar de uma via aérea difícil ou por outra circunstância como um trauma facial. Nesses casos pode-se optar pela cricotireoidostomia. É um procedimento que consiste na abertura de um estoma na membrana cricotireóide permitindo acesso da via aérea ao meio externo.

A membrana cricotireóide é uma estrutura localizada entre as cartilagens tireoide e cricoide. É uma membrana elástica, superficial, situada anteriormente e na área central do pescoço e corresponde a região subglótica da laringe. Não há músculos sobre a membrana, artéria, veia ou nervo importantes próximos a ela. Desta forma, a cricotireoidostomia é preferível em casos de emergência por ser mais rápida, tecnicamente mais fácil e apresentar menor risco de sangramento.

A cricotireoidostomia pode ser feita por meio da introdução de um jelco (cricotireoidostomia por punção) ou pela introdução de uma cânula na membrana cricotireoidea (cricotireoidostomia cirúrgica). É um procedimento rápido, podendo ser utilizado no cenário pré-hospitalar, porém uma abordagem temporária da via aérea, devendo depois ser substituída por uma técnica definitiva. Quando realizada a cricotireoidostomia por punção deve ser substituída por uma via aérea definitiva em aproximadamente 30 minutos; já a cricotireoidostomia cirúrgica deve ser substituída por traqueostomia em 24 a 72h.

5.1 Equipamentos e materiais

- Luvas de procedimento;
- Touca;
- Máscara;
- Simulador de habilidade – cricotireotomia.

5.1.1 Cricotireoidostomia por punção

- Antisséptico;
- Pinça para antissepsia;
- Anestésico local;
- Seringa e agulha para anestesia;
- Jelco 14 ou 16;
- Gaze;
- Seringa de 5 ml, 10ml ou 20 ml;
- Mangueira conectada a uma fonte de oxigênio. (FIGURA 1)

Fig. 1: 1 – Campo fenestrado, 2- Seringa, 3 – Jelco 14, 4 – Cuba redonda com gaze, 5 – Pinça para antissepsia, 6 – Bandeja.

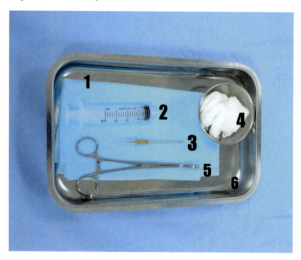

Fonte: Arquivo dos autores (2023)

5.1.2 Cricotireoidostomia cirúrgica

- Antisséptico;
- Pinça para antissepsia;
- Gaze estéril;
- Campo fenestrado;
- Anestésico local;
- Seringa e agulha para anestésico;
- Lâmina de bisturi número 11 ou 15;
- Cabo de bisturi número 3 ou 7;
- Pinça hemostática curva;
- Cânula endotraqueal (tubo orotraqueal: 2 números a menos do estimado para intubação orotraqueal do paciente; cânula de traqueostomia: 2 números a menos do estimado para a traqueostomia);
- AMBU® conectado a uma fonte de oxigênio. (FIGURA 2)

Fig. 2: 1 – Tubo traqueal, 2 - Seringa, 3 – Pinça hemostática curva, 4 – Bisturi, 5 – Pinça para antissepsia, 6 – Cuba redonda com gaze, 7 – Campo fenestrado, 8 – Bandeja.

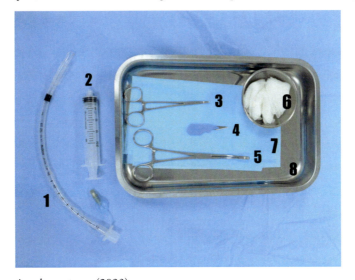

Fonte: Arquivo dos autores (2023)

5.2 Simuladores

Fig. 3: Laerdal® – Cricoid Stick Trainer. Fig. 4: Simulaids® - Simulador de Cricotireotomia.

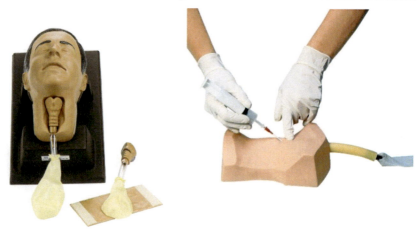

Fonte: https://laerdal.com/br/ Fonte: https://simulaids.co.uk

Os simuladores para treinamento de cricotireotomia permitem a prática de punção cricotiroideana, assim como a cricotireotomia cirúrgica. Alguns possuem traqueia rígida e maleável que pode ser trocada e usada em vários manequins.

5.3 Indicações

- Via aérea difícil (Inabilidade de ventilar e intubar o paciente);
- Obstrução respiratória por corpo estranho, angioedema e outros;
- Obstrução por efeito de massa (Tumor);
- Deformidades estruturais da orofaringe;
- Trauma maxilo-facial;
- Hemorragia oral, nasal ou faríngea importante;
- Laringoespasmo;
- Estenose de vias aéreas superiores.

5.4 Contraindicações

- Inabilidade de identificar as estruturas anatômicas;
- Tumor de laringe;
- Infecção laríngea;
- Trauma laríngeo;
- Transecção de traqueia;
- Fratura ou obstrução abaixo da membrana cricotireoidea.

5.5 Complicações

5.5.1 Precoces

- Sangramento;
- Obstrução por sangue ou secreção;
- Falso trajeto;
- Intubação brônquica;
- Lesão laringotraqueal;
- Lesão de esôfago;
- Lesão de corda vocal;
- Enfisema subcutâneo e de mediastino;
- Pneumotórax hipertensivo.

5.5.2 Tardias

- Infecção;
- Estenose subglótica ou glótica;
- Distúrbio de deglutição;
- Mudança da voz.

5.6 Procedimento

Apresentar ao aluno o objetivo de treinar a habilidade em cricotireoidostomia, as dificuldades e ou problemas que possam advir da técnica e a estratégia de ação.

5.6.1 Técnica

5.6.1.1 Cricotireoidostomia por punção

a. Higienização das mãos do profissional e a utilização de materiais de proteção individual.

b. Posicionamento do paciente em posição de supina, com a cabeça em posição neutra.

c. Antissepsia (se houver tempo)

d. Estabilizar a laringe com a mão não dominante e palpar a membrana cricotireoidea com o dedo indicador (FIGURA 5 e 6).

Fig. 5 e 6: Localização da membrana cricotireoidea

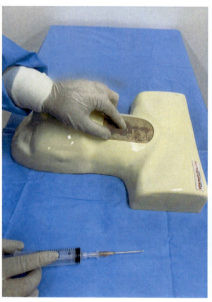
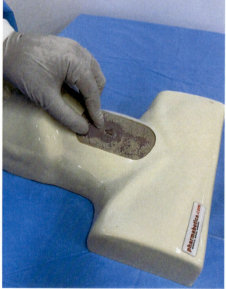

Fonte: Arquivo dos autores (2023)

e. Puncionar a membrana cricotireoidea com o jelco e mobilizar caudalmente em um ângulo de 45º (FIGURA 7 - 9).
f. Conectar a seringa, fazer a manobra de aspiração mantendo a pressão negativa até observar a aspiração de ar (FIGURA 10).

Fig. 7 e 8: Punção da membrana cricotireóide

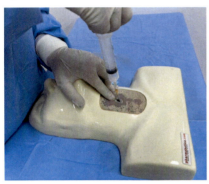 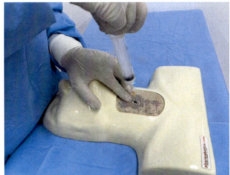

Fonte: Arquivo dos autores (2023)

Fig. 9: Mobilização caudal em 45º. Fig.10: Aspiração mantendo pressão negativa até observar a entrada de ar

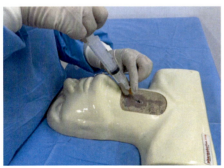 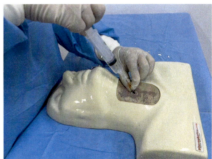

Fonte: Arquivo dos autores (2023)

g. Remover a seringa e a agulha e deixar o cateter na membrana (FIGURA 11 e 12).

Fig. 11 e 12: Remoção da seringa e da agulha, deixando o cateter de teflon encaixado na membrana

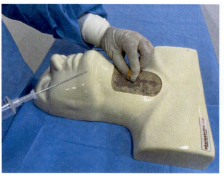 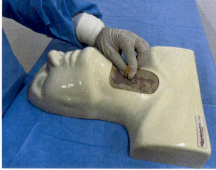

Fonte: Arquivo dos autores (2023)

    h. Conectar a mangueira de oxigênio no cateter e ofertar na frequência de 1 segundo de oferta de oxigênio e 4 segundos aberto para a saída de dióxido de carbono (FIGURA 13 e 14).

Fig. 13 e 14: Oferta pelo cateter, por meio de mangueira conectada a fonte de oxigênio durante 1 segundo e retirada da mangueira por 4 segundos para saída do dióxido de carbono

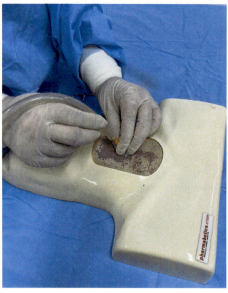 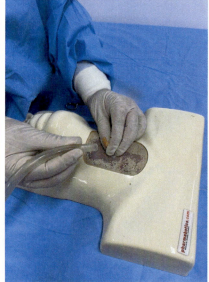

Fonte: Arquivo dos autores (2023)

5.6.1.2 Cricotireoidostomia cirúrgica

a. Higienização das mãos do profissional e a utilização de materiais de proteção individual.

b. Posicionamento do paciente em posição de supina, com a cabeça em posição neutra.

c. Antissepsia (se houver tempo).

d. Anestesia local (se houver tempo).

e. Estabilizar a laringe com a mão não dominante e palpar a membrana cricotireoidea com o dedo indicador (FIGURA 15).

f. Incisar a pele e tecido celular subcutâneo no local identificado (FIGURA 16).

g. Incisar a membrana cricotireoidea (FIGURA 16).

Fig. 15: Palpação e localização da membrana cricotireoidea. Fig. 16: Incisão da pele, tecido celular subcutâneo e membrana cricotireoidea.

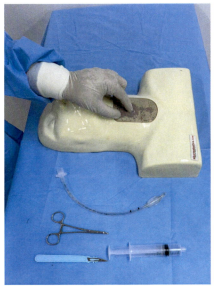 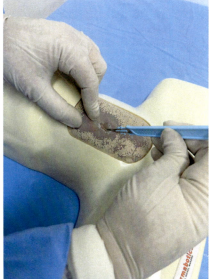

Fonte: Arquivo dos autores (2023)

h. Inserir a pinça hemostática na membrana e girá-la 90º, com o objetivo de ampliar o óstio para a passagem do tubo (FIGURA 17 e 18).

Fig. 17 e 18: Utilização da pinça hemostática curva para ampliação do orifício da membrana cricotireóide. Inicialmente a pinça faz a abertura na direção vertical e após rotação de 90º a abertura na horizontal

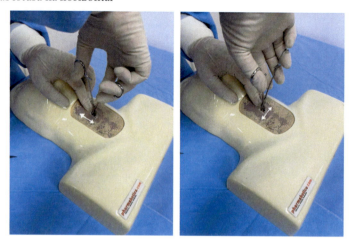

Fonte: Arquivo dos autores (2023)

    i. Inserir o tubo traqueal ou cânula de traqueostomia (FIGURA 19 e 20).

    j. Fixar o tubo ou cânula com fita ou esparadrapo.

    k. Conectar a uma fonte de oxigênio (AMBU® ou ventilador).

Fig. 19 e 20: Inserção da cânula endotraqueal e insuflação do balonete. O tubo deve ser introduzido até a marca sinalizada por uma faixa preta

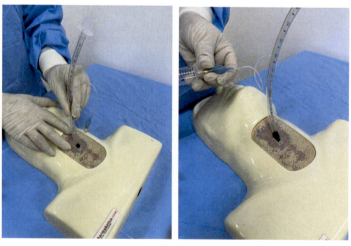

Fonte: Arquivo dos autores (2023)

5.7 Observações

Cricotireoidostomia por punção: oferta de oxigênio reduzida, não permite eliminação adequada de CO_2, levando o paciente à hipercapnia em cerca de 30 min. Se houver sangramento em vias aéreas superiores, não protege de aspirações. Ao realizar um cricotireoidostomia por punção providenciar o mais rápido possível uma via aérea definitiva.

Cricotireoidostomia cirúrgica: se introduzido na membrana cricotireoidea um tubo endotraqueal com balonete, pode ser considerada uma via aérea definitiva.

Referências

AKULIAN, J. A.; YARMUS, L.; FELLER-KOPMAN, D. The Role of Cricothyrotomy, Tracheostomy, and Percutaneous Tracheostomy in Airway Management. **AnesthesiolOGY Clinics**, v. 33, n. 2, p. 357-67, 2015.

AMERICAN COLLEGE OF SURGEONS. **ATLS - Supporte Avançado de Vida no Trauma.** [s.l.] Brazilian Committee on Trauma - American College of Surgeons, 2018.

BROWN III, C. A.; SAKLES, J. C.; MICK, N. W. **Manual de Walls para o Manejo da Via Aérea na Emergência.** [S.l.]: [s.n.], 2019.

MAYEAUX, E. J. *et al.* **Guia Ilustrado de Procedimentos Médicos**. Porto Alegre: Artmed, 2012.

ROBERTS, J. R. *et al.* **Clinical procedures in emergency medicine.** 6th. ed. Philadelphia, PA: Elsevier, 2014.

REANIMAÇÃO CARDIOPULMONAR

Andrezza Monteiro Rodrigues da Silva
Leonardo Pessoa Cavalcante

A parada cardiorrespiratória (PCR) é definida pela cessação súbita das atividades do coração (mecânica e/ou elétrica) confirmada pela ausência de pulsos juntamente com a falência da respiração em pacientes sem doença terminal ou com expectativa de vida.

O ritmo mais comum de para cardíaca é a fibrilação ventricular (65-80%), seguido pela assistolia e atividade elétrica sem pulso (20-30%), sendo a doença cardíaca considerada um dos mais importantes agravos presente na população atualmente.

A importância desse assunto levou grandes sociedades como a Sociedade Americana de Cardiologia a estudar e desenvolver diretrizes para a abordagem da parada cardiopulmonar de forma a tornar o atendimento mais direcionado, sistematizado e com maior chance de sucesso.

A reanimação cardiopulmonar (RCP) é um conjunto de manobras que visam o retorno à circulação espontânea com o mínimo de dano neurológico possível. São realizadas em etapas interligadas (cadeia de sobrevivência) que vão desde o reconhecimento precoce da parada até o suporte avançado de reanimação.

Tendo em vista que a PCR é um evento relativamente frequente principalmente em ambientes de urgência/emergência e unidades de terapia intensiva, mas também podem ocorrer em outros setores, os profissionais de saúde que se deparam com essa situação devem ser capazes de agir imediatamente, pois envolve risco de vida para os pacientes.

É de extrema importância que alunos de graduação da área da saúde sejam treinados em ambiente adequado e seguro, onde possam passar por treinamento repetitivo de habilidades como massagem cardíaca, desfibrilação de forma procedimental assim como participarem de cenários de simulação realística semelhantes a casos reais de parada cardiopulmonar, onde possam também trabalhar habilidades não técnicas e assim saber lhe dar com fatores psicoemocionais.

Neste manual serão abordadas as manobras de reanimação cardiopulmonar no ambiente extra e intra-hospitalar. Alguns passos que também fazem parte do conjunto dessas manobras, como manuseio básico e avançado das vias aéreas e acesso venoso já foram abordados com mais detalhes em capítulos anteriores e serão apenas citados como etapas da RCP.

6.1 Equipamentos e materiais

- Luvas de procedimento;
- Touca;
- Máscara;
- Óculos;
- Simulador de habilidades – massagem cardíaca e desfibrilação;
- Simulador realístico de alta fidelidade;
- Desfibrilador convencional;
- Desfibrilador externo automático;
- Gel de condução;
- Escada pequena;
- Eletrodos;
- Drogas de reanimação (Epinefrina, amiodarona, lidocaína);
- Máscara facial;
- Tubo endotraqueal;
- AMBU®;
- Seringa de 10 ou 20 ml;
- Seringa para administração de medicações;
- Soro ou água destilada para *flush*.

6.2 Simuladores

Fig. 1: Lifeform® - Torso para treinamento de reanimação e desfibrilação automática

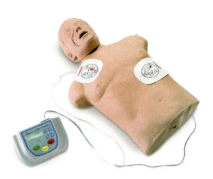

Fonte: https://nascohealthcare.com

Fig. 2: Laerdal® – SimMan – Simulador de alta fidelidade

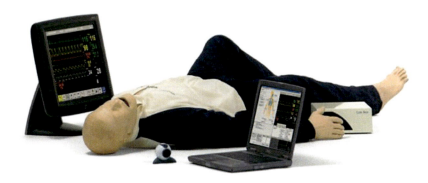

Fonte: https://laerdal.com/br/

Os simuladores para treinamento de reanimação cardiopulmonar podem ser manequins simples de baixa fidelidade que podem ser utilizados para a prática de habilidades como massagem cardíaca, desfibrilação e abordagem de vias aéreas.

Também podem ser utilizados simuladores de alta fidelidade, geralmente utilizados para simulação realística. Nessa modalidade um cenário é criado semelhante a vida real, caso clínico com participantes de funções bem definidas, checklist de atitudes a serem realizadas, avaliação do aluno e Debriefing. Esses simuladores possuem software próprio, expressam funções fisiológicas bem semelhantes ao paciente real e são acompanhados monitores para visualização de parâmetros vitais.

6.3 Indicações

- Parada cardiopulmonar.

6.4 Contraindicações

- Ordem de não reanimação;
- Sinais claros de óbito (Rigidez pós morte ou livedo azul).

6.5 Complicações

- Fratura de arcos costais e/ou esterno;
- Lesão de vísceras abdominais (Baço, fígado) – rara;
- Queimadura de parede torácica (Desfibrilação);
- Descarga elétrica em profissionais (Desfibrilação).

6.6 Procedimento

Apresentar ao aluno o objetivo de treinar habilidade de reanimação cardiopulmonar, as dificuldades e ou problemas que possam advir da técnica e a estratégia de ação.

6.6.1 Ritmos de parada

O paciente que está em parada cardíaca pode apresentar basicamente 4 tipos de ritmos de parada que descreveremos de forma sucinta. É de suma importância entender as características de cada ritmo, pois só assim se consegue traçar a conduta adequada para cada um sem a necessidade de "decorar as diretrizes", mas sim entender fisiologicamente o que ocorre para que se possa tratar de forma eficaz.

a. Fibrilação Ventricular (FV): considerado um ritmo eletricamente desorganizado, em que as células do ventrículo se autoestimulam eletricamente, não sendo conduzidas pelo nó sinusal ou atrioventricular. Desse modo a contração do ventrículo ocorre de forma desordenada, não havendo uma contração uniforme e suficiente para gerar débito cardíaco. Os complexos QRS são irregulares, com amplitudes e frequências diferentes (FIGURA 3);

b. Taquicardia Ventricular Sem Pulso (TVSP): apesar de ser considerado um ritmo elétrico desorganizado, os complexos QRS tendem a manter uma regularidade, entretanto a frequência de contração é tão alta (200 – 250 bpm) que quando essa frequência é mantida, sustentada por um tempo maior, não se torna possível a existência da diástole e consequentemente não há geração de débito e consequentemente evolui para ausência de pulso (FIGURA 4);

c. Atividade Elétrica Sem Pulso (AESP): nesse tipo de ritmo o sistema elétrico de condução ainda está funcionando adequadamente, entretanto a bomba muscular mecânica não responde à estimulação elétrica. Então no monitor pode-se ter um ritmo cardíaco normal, porém ao se palpar pulsos centrais, este está ausente (FIGURA 5);

d. Assistolia: ritmo de parada em que não há a presença de atividade elétrica e nem atividade mecânica, o coração encontra-se completamente parado. Esse é o mais temido dos ritmos de parada (FIGURA 6).

A descrição das características dos ritmos de parada acima já deixa explícito que os dois primeiros (FV/ TVSP) são os ritmos que cursam com atividade elétrica presente, porém de alguma forma alterada. E os dois últimos ritmos (AESP e Assistolia) ou possuem atividade elétrica organizada ou não possuem atividade elétrica. Deixando então de forma muito clara, dois ritmos precisam de organização elétrica e outros dois não vão precisar.

Fig. 3: Fibrilação Ventricular. Fonte: MedicinaNet, 2015. Fig. 4: Taquicardia Ventricular. Fonte: MedicinaNet, 2015. Fig. 5: Atividade Elétrica Sem Pulso. Fig. 6: Assistolia.

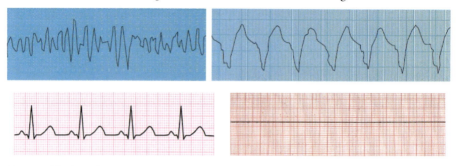

Fonte: AHA (2020)

6.6.2 Desfibrilação

A desfibrilação compreende a descarga de uma corrente elétrica de alta voltagem através da parede torácica e do miocárdio, de forma terapêutica, que tem como objetivo acabar com a atividade elétrica e mecânica caótica em que o coração está funcionando.

Esse choque funciona por meio da paralisação por um curtíssimo período de tempo da atividade celular cardíaca de forma a dar uma chance ao nó sinusal ou atrioventricular de assumir novamente o comando elétrico e o coração voltar a funcionar de forma organizada com a ejeção de sangue dos ventrículos para a circulação.

A desfibrilação está indicada então para aqueles ritmos de parada que tem como característica a desorganização elétrica e mecânica, ou seja, FV/TVSP, os então ritmos chocáveis. AESP e assistolia não precisam de organização da corrente elétrica e, portanto, não devem ser tratados com desfibrilação, pois são ritmos não chocáveis.

Existem casos em que a desfibrilação não consegue fazer a reversão desses ritmos, então após falha na tentativa de reversão elétrica, pode-se tentar a reversão química com as drogas antiarrítmicas como a amiodarona com efeitos antirrítimicos como a lidocaína.

O desfibrilador é o aparelho utilizado para realizar a desfibrilação. Existe o desfibrilador manual, no qual se deve segurar as pás no paciente e determinar a voltagem do choque que se deseja. Esse tipo de desfibrilador não faz a interpretação do ritmo do paciente, sendo essa função do profissional de saúde que assiste o paciente. O desfibrilador manual pode ser monofásico, com a descarga de uma corrente unidirecional e o bifásico com a descarga de uma corrente bidirecional que vai e volta. Portanto no monofásico a voltagem usada costuma ser maior que no bifásico (FIGURA 7 - 9).

Existe também o desfibrilador externo automático, um tipo de aparelho destinado para uso por pessoas leigas e profissionais da saúde, pois é um aparelho autoexplicativo, que faz a interpretação do ritmo de parada e o operador só precisa seguir as instruções dadas pelo aparelho. É indicado para lugares que tenham grande movimentação de pessoas, como aeroportos, estádios de futebol, shows entre outros para utilização no caso de suporte básico de vida (FIGURA 10 e 11).

Fig. 7: Desfibrilador Manual

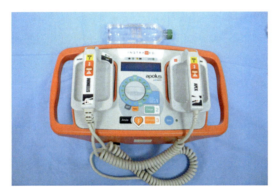

Fonte: Arquivo dos autores (2023)

Fig. 8: Descarga elétrica de desfibrilador manual monofásico. Fig. 9: Descarga elétrica de desfibrilador manual bifásico

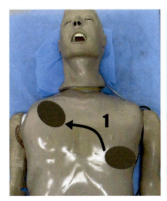 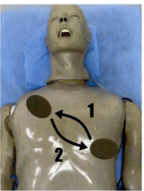

Fonte: Arquivo dos autores (2023)

Fig. 10: Desfibrilador Externo Automático - DEA. Fig. 11: 1 – Tampa do desfibrilador que pode ser usado como apoio para o dorso do paciente, 2 – pás adesivas, 3 – DEA.

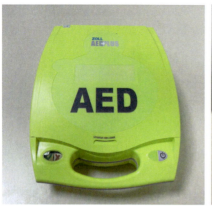 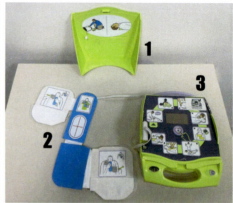

Fonte: Arquivo dos autores (2023)

6.6.3 Técnica – Reanimação Cardiopulmonar

O treinamento em reanimação cardiopulmonar pode ser composto inicialmente pela prática de habilidades isoladamente como abertura das vias aéreas, palpação do pulso central, monitorização do paciente, massagem cardíaca, desfibrilação e manuseio de vias aéreas. E posteriormente o aluno também pode ser inserido no contexto da simulação realística com a montagem de um cenário, um caso clínico semelhante a um caso real. No caso do cenário, o caso deve ser passado previamente ao aluno, com tempo suficiente para o entendimento deste, a função de cada participante deve ser pré-estabelecida, assim como o check list de atitudes a serem esperadas do aluno e após a realização deve obrigatoriamente haver um debriefing.

6.6.3.1 Suporte Básico de Vida

a. **Diagnóstico:**

- Verificar a segurança do local: sinalizar se atendimento em via pública, afastar aglomerações etc.;
- Checar responsividade chamando o paciente. Pode se chamar o paciente chamando-o com um tom de voz mais elevado e tocando em seu ombro (FIGURAS 12 - 14), não batendo no rosto. Atestando a não responsividade segue-se para:

- Checar pulsos centrais (Carotídeo, femoral) e respiração (FIGURA 15). Essa etapa não deve demorar mais de 10 segundos. Na ausência de pulso:

Fig. 12 - 14: Checagem da responsividade – avaliação do nível de consciência por meio o chamado ao paciente juntamente com o toque.

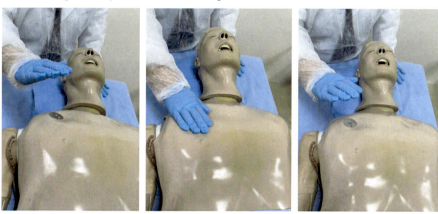

Fonte: Arquivo dos autores (2023)

Fig. 15: Checagem de pulso carotídeo

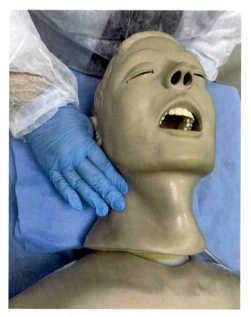

Fonte: Arquivo dos autores (2023)

b. **Chamar ajuda**
- Chamar 192;
- Pedir pelo DEA.

c. **RCP de alta qualidade**

O socorrista deve se colocar de joelhos ao lado do paciente e iniciar as compressões até a chegada do DEA, que deve ser utilizado assim que possível. A sequência de massagens deve ser de 30:2, no caso 30 massagens para 2 ventilações após a abertura das vias aéreas (FIGURAS 4-6 do capítulo de Manuseio Básico das Vias Aéreas), enquanto o paciente não for submetido a uma via aérea definitiva. A cada 2 minutos o pulso deve ser checado.

A localização correta para realização da massagem se dá 2 dedos acima do processo xifoide. Coloca-se uma das mãos com a região hipotenar nesse ponto, direcionando mais para o hemitórax esquerdo e a outra mão sobreposta a que está sobre o tórax.

Os braços devem ficar retificados, não podendo haver flexão dos cotovelos e o peso do tronco ser direcionado ao paciente. A profundidade da massagem deve ser de 5-6cm, sempre permitindo o retorno do tórax (FIGURA 16).

Fig. 16: Compressão cardíaca e Ventilação com AMBU®, mantendo frequência de 30:2

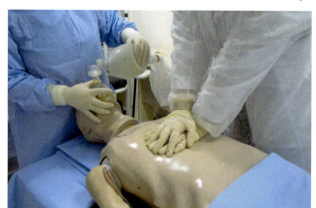

Fonte: Arquivo dos autores (2023)

No caso de o socorrista não tiver disponibilidade de dispositivos para ventilação e não desejar realizar a ventilação boca a boca, pode se realizar apenas as compressões torácicas.

d. **Desfibrilação**

O DEA deve ser utilizado assim que tiver disponível no local. Ele possui duas pás identificadas como ápice e esterno, sendo uma colocada no hemitórax esquerdo à nível de 5-6º. espaço intercostal (ápice), e uma pá no esterno direcionada ao hemitórax direito, a nível de 2-3º. espaço intercostal (FIGURA 17).

Em caso de o ritmo não ser passível de choque, continue as massagens até nova checagem do DEA.

Fig. 17: Posicionamento das pás do DEA

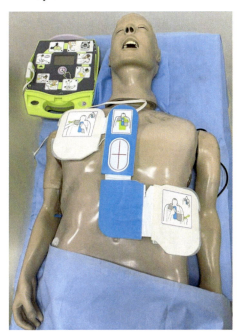

Fonte: Arquivo dos autores (2023)

6.6.3.2 Suporte Avançado de Vida

a. **Diagnóstico precoce:**
- checar responsividade chamando o paciente. Pode se chamar o paciente chamando-o com um tom de voz mais elevado e tocando em seu ombro (FIGURAS 12-14). Não se deve bater no face. Atestando a não responsividade segue-se para:

- checar pulsos centrais (carotídeo, femoral) e respiração (FIGURA 15). Essa etapa não deve demorar mais de 10 segundos. Na ausência de pulso:

b. **Chamar ajuda:**
   - chamar ajuda médica;
   - pedir pelo carrinho de emergência/parada.

c. **RCP de alta qualidade**

Após chegar o carrinho, colocar uma estrutura (tábua) rígida embaixo do paciente e iniciar as compressões cardíacas (FIGURA 16). Outros membros da equipe já podem monitorizar o paciente, fazer a abertura de vias aéreas (FIGURAS 4-6 do capítulo de Manuseio Básico das Vias Aéreas), iniciar as ventilações com bolsa-máscara com oxigênio e iniciar terapia venosa com drogas, no caso a epinefrina na dose de 1mg endovenosa seguida do *flush* de 20 ml de soro fisiológico e levantar o braço (FIGURAS 18 – 20). A epinefrina pode ser feita a cada 3-5 minutos.

Fig. 18: Administração de adrenalina na dose de 1mg endovenosa. Fig. 19: *Flush* de soro fisiológico. Fig. 20: Elevação do braço

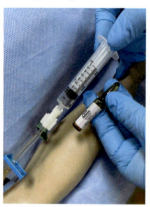 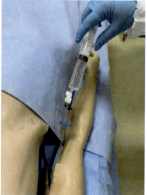 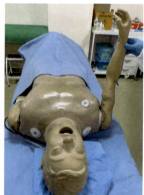

Fonte: Arquivo dos autores (2023)

A sequência de massagens deve ser de 30:2, no caso 30 massagens para 2 ventilações enquanto o paciente não for submetido a uma via aérea definitiva. Após a colocação da via aérea definitiva, a massagem se torna não sincronizada com a ventilação. Nessa situação serão 100-120 compressões por minuto e 10 ventilações por minuto, 1 a cada 6 segundos. A cada 2 minutos o pulso deve ser checado.

A localização correta para realização da massagem se dá 2 dedos acima do processo xifoide. Coloca-se uma das mãos com a região hipotênar nesse ponto, direcionando mais para o hemitórax esquerdo e a outra mão sobreposta a esta.

Os braços devem ficar retificados, não podendo haver flexão dos cotovelos e o peso do tronco ser direcionado ao paciente. A profundidade da massagem deve ser de 5-6cm, sempre permitindo o retorno do tórax (FIGURA 16).

d. **Desfibrilação**

Após monitorização do paciente, se o ritmo de parada for passível de desfibrilação, chocar o paciente! No desfibrilador manual monofásico a carga é de 360 Joules e no bifásico de 120-200 Joules.

O desfibrilador vem com duas pás, cada uma com a indicação de onde deverá ser posicionada. Uma no ápice cardíaco, no hemitórax esquerdo à nível de 5-6º. espaço intercostal, e uma pá no esterno direcionada ao hemitórax direito, a nível de 2-3º. espaço intercostal (FIGURA 21 e 22). Antes de chocar o paciente deve ser passado gel condutor nas pás. O membro que for aplicar o choque deve manter-se firme com as pás no tórax do paciente, porém evitando contato com a superfície da cama ou maca cirúrgica. Da mesma forma os demais profissionais devem se distanciar da maca ou cama do paciente antes do disparo, a fim de evitar que algum membro da equipe receba a descarga elétrica.

Fig. 21: Colocação de gel condutor nas pás. Fig. 22: Desfibrilação

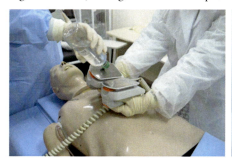
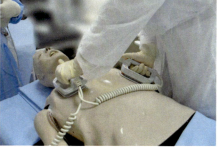

Fonte: Arquivo dos autores (2023)

Se após o choque o paciente não retornar para a circulação espontânea e permanecer em FV/TVSP pode-se fazer uso da amiodarona na dose inicial de 300 mg em bolus endovenosa, seguida pelo *flush* e levantamento do membro (FIGURA 23 - 25). Uma dose de 150 mg pode ser repetida. A outra droga que pode ser utilizada é a lidocaína na dose de 1,0- 1,5 mg/kg, endovenosa, seguida de *flush* de soro fisiológico.

Fig. 23: Administração de amiodarona na dose de 300 mg endovenosa. Fig. 24: *Flush* de soro fisiológico. Fig. 25: Elevação do braço

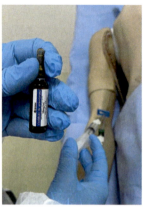 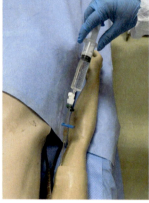 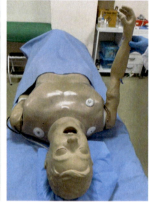

Fonte: Arquivo dos autores (2023)

Se após a monitorização for verificado que o paciente não apresenta ritmo de parada passível de choque, no caso assistolia ou AESP, a equipe deve raciocinar sobre as possíveis causas reversíveis de parada, conhecidos como os 6H e 5T:

- Hipóxia - Tromboembolismo pulmonar
- Hipovolemia - Trombose coronariana
- Hipotermia - Tóxicos
- Hipo/Hiperglicemia - Tensão no tórax
- Hidrogênio (acidose) - Tamponamento cardíaco
- Hipoglicemia

No caso dos pacientes internados é interessante pedir para algum membro ler o prontuário do paciente caso não tenha conhecimento sobre o caso.

6.7 Cuidados pós - parada

Após o retorno do paciente a circulação espontânea, deve-se ter cuidados com a função cardíaca, cerebral, pulmonar e renal. É de costume deixar o paciente intubado em ventilação mecânica e sedado de 24-48h, a depender de cada caso. Se necessário usar drogas vasoativas e realizar exames que possam contribuir na conduta pós parada e acompanhamento do quadro do paciente.

Referências

AMERICAN HEART ASSOCIATION. **Guidelines for cardiopulmonary resuscitation and emergency cardiovascular care.** 2015. Disponível em https://cpr. heart.org. Acesso em: 26 fev. 2023.

AMERICAN HEART ASSOCIATION. **Destaques das Diretrizes de RCP e ACE de 2020 da American Heart Association.** Disponível em: https://cpr.heart.org/-/media/CPR-Files/CPR-Guidelines-Files/Highlights/Hghlghts_2020ECCGuidelines_Portuguese.pdf.Acesso em: 27 fev. 2023.

POZNER, C. N.; MARTINDALE, J. L.; GEYER, B. C. **Ressuscitação Cardíaca.** Disponível em: https://www.medicinanet.com.br/conteudos/acp-medicine/6372/ressuscitacao_cardiaca.htm. Acesso em: 28 fev 2023.

ROBERTS, J. R. *et al.* **Clinical procedures in emergency medicine.** 6th. ed. Philadelphia, PA: Elsevier, 2014.

RODRIGUES, A. **Direto ao Ponto:** Parada Cardiorrespiratória e Ressuscitação Cardiopulmonar. Disponível em: https://blog.jaleko.com.br/direto-ao-ponto-parada-cardiorrespiratoria-e-ressuscitacao-cardiopulmonar/. Acesso em: 28 fev. 2023.

SANARMED. **Resumo de Suporte Básico de Vida (SBV).** Disponível em: https://www.sanarmed.com/resumo-de-resumo-de-suporte-basico-de-vida-sbv. Acesso em: 28 fev. 2023.

TORACOCENTESE

Andrezza Monteiro Rodrigues da Silva
Leonardo Pessoa Cavalcante
Maria Carolina Coutinho Xavier Soares

No espaço pleural, compreendido entre a pleura visceral e a pleura parietal, há normalmente por volta de 10 a 20 ml de líquido, sendo este com pouquíssima quantidade de proteínas. Alterações da pressão hidrostática, da pressão osmótica, da permeabilidade capilar ou da drenagem linfática levam a formação de quantidades anormais de líquido nesse espaço, que podem causar desconforto ao paciente. Esse acúmulo anormal de líquido pode ser diagnosticado a partir do exame clínico e de exames de imagem com o raio x de tórax. Além de líquidos, o ar também pode ocupar o espaço pleural levando a presença de um pneumotórax, que também pode ser drenado por meio de toracocentese no formato de punção de alívio.

A toracocentese é um procedimento médico que consiste na punção do espaço pleural, com uma agulha, para fins diagnósticos ou terapêuticos.

A toracocentese diagnóstica consiste em um procedimento importante para aqueles casos em que os pacientes evoluem com derrame pleural de causa desconhecida, necessitando colher uma amostra do líquido pleural que deve ser puncionado e avaliando laboratorialmente.

A punção pleural para fins terapêuticos ocorre quando há derrame pleural volumoso levando o paciente ao desconforto respiratório (tosse, dispneia, dor torácica) ou quando há presença de pneumotórax importante também trazendo repercussões hemodinâmicas e /ou respiratórias.

Os derrames pleurais podem ser classificados em transudatos e exsudatos. A diferenciação entre eles estreita o diagnóstico e direciona o manejo e a terapia adequada.

Os transudatos são decorrentes de aumentos nas pressões intravascular, hidrostática ou diminuição da pressão oncótica intravascular. São derrames serosos com pouca quantidade de células e proteínas.

Os exsudatos são causados por inflamação da pleura, aumento da permeabilidade da membrana pleural ou obstrução linfática. Esse tipo de coleção líquida está associado a pneumonias, câncer, doenças gastrointestinais, entre outras.

A toracocentese é um procedimento médico importante, frequente em departamentos de urgência/emergência, enfermaria e ambulatórios, devendo todo médico e não apenas cirurgiões saber realizá-lo.

7.1 Equipamentos e materiais

- Luvas de procedimento;
- Touca;
- Máscara;
- Simulador de habilidade – torso para punção torácica;
- Campo fenestrado;
- Antissépticos;
- Pinça para antissepsia;
- Gaze;
- Seringa e agulhas para anestesia;
- Anestésico local – lidocaína 2%;
- Jelco No.14 ou 18;
- Torneira de três vias e tubos de conexão;
- Tubos de drenagem;
- Bolsa ou tubos de coleta de líquido;
- Curativo;
- Seringa de 20 ml;
- Equipo macrogotas, (FIGURAS 1 - 3)

Fig. 1 material para punção de alívio: 1 – Campo fenestrado, 2 – Seringa, 3 – Jelco 14, 4 – Cuba redonda com gaze, 5 – Pinça para antissepsia, 6 – Bandeja

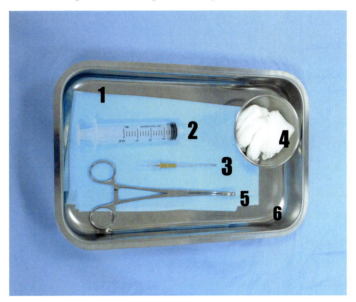

Fonte: Arquivo dos autores (2023)

Fig. 2 e 3 materiais para toracocentese posterior. Fig. 2: 1 – Torso para punção, 2 – Frasco coletor Fig. 3: 1– Bandeja, 2 – Luva estéril, 3 – Pinça para antissepsia, 4 – Campo fenestrado, 5 – Cuba redonda com gaze, 6 – Equipo de conexão, 7 – Torneira de 3 vias, 8 – Jelco 14, 9 – Seringa para punção, 10 – Seringa para anestesia, 11 – Anestésico local

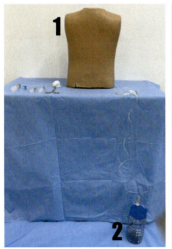 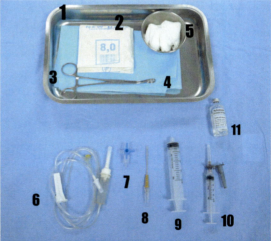

Fonte: Arquivo dos autores (2023)

7.2 Simuladores

Fig. 4: LifeModel ® - Torso para toracocentese. Fig. 5: Kyoto® - Torso para Toracocentese.

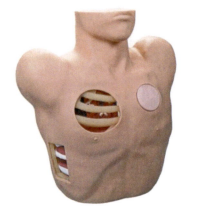 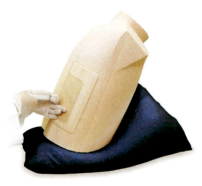

Fonte: www.labordidatica.com.br Fonte: www.Kyotokagaku.com/en/

Os simuladores para treinamento de toracocentese permitem a prática de punção pleural para drenagem e coleta de líquidos, assim como para liberação de ar no pneumotórax.

7.3 Indicações

- Diagnóstico de derrame pleural;
- Novo derrame pleural sem diagnóstico;
- Remoção de líquido para alívio de desconforto por derrame volumoso.

7.4 Contraindicações

7.4.1 Relativas

- Causa conhecida de derrame pleural;
- Síndromes hemorrágicas ou anticoagulação;
- Derrame pleural pequeno;
- Infecção no local de inserção da agulha,

7.5 Complicações

- Pneumotórax;
- Hemotórax;
- Empiema;
- Infecção de tecidos moles;
- Edema pulmonar de reexpansão;
- Lesão de vísceras abdominais (Baço e fígado);
- Dor no local da punção.

7.6 Procedimento

Apresentar ao aluno o objetivo de treinar a habilidade em toraco-centese, as dificuldades e ou problemas que possam advir da técnica e a estratégia de ação.

7.6.1 Técnica

a. Apresentação ao paciente e explicação do procedimento a ser realizado, assim como confirmar o paciente a lateralidade do tórax a ser puncionado e obter o termo de consentimento informado.

b. Posicionamento do manequim em posição de decúbito dorsal com elevação de 45°. ou no caso do torso vertical, mantê-lo nessa posição. Quando estamos diante de um paciente, a melhor posição é sentado com os braços cruzados na frente do corpo, apoiados em um suporte, de modo a deixar o tórax o mais ereto possível. O decúbito lateral esquerdo também pode ser utilizado no simulador.

c. Determinar o nível do derrame pela percussão ou pelo raio X (no caso do treinamento da habilidade pode-se mostrar um raio x ao aluno). Caso haja a disponibilidade do aparelho de ultrassonografia, esse também pode ser utilizado para a localização e delimitação mais precisa do derrame. O local de inserção da agulha deve ser um espaço intercostal abaixo do nível do derrame, na metade da distância entre a linha axilar posterior e os músculos para espinhais. Marcar o local de punção com um pincel ou a ponta de uma pinça.

d. Higienização das mãos do profissional e a utilização de materiais de proteção individual.

e. Antissepsia da área com solução de clorexidina ou iodopovidona e colocação do campo fenestrado. Solicitar a abertura da bandeja de toracocentese por um assistente (FIGURA 6).

Fig. 6: Antissepsia da área a ser puncionada

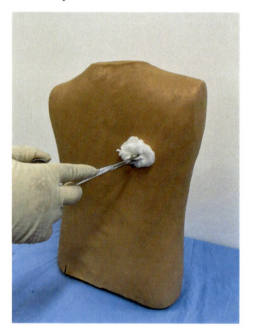

Fonte: Arquivo dos autores (2023)

f. Infiltração de lidocaína fazendo um botão subcutâneo diretamente sobre a costela. Nessa etapa usar uma agulha pequena e de menor calibre. Após essa etapa, troca-se a agulha por uma maior e injeta-se lidocaína na borda da costela, sempre margeando a borda superior da costela inferior afim de evitar lesão do feixe vásculo-nervoso. Após a infiltração anestésica da pele, tecido celular subcutâneo e trajeto, conecta-se à seringa a um jelco de grosso calibre ou à agulha de toracocentese. Então a agulha é introduzida através da pele anestesiada até tocar na costela quando então é redirecionada para a borda superior da costela e para dentro do espaço pleural (FIGURA 7 - 9).

Fig. 7: Infiltração com anestésico utilizando uma agulha de menor calibre. Fig. 8 e 9: Punção da cavidade pleural com jelco 14

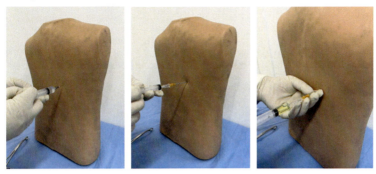

Fonte: Arquivo dos autores (2023)

g. Ao se observar a aspiração do líquido, retira-se a agulha e introduz o cateter para dentro do espaço. Uma quantidade suficiente de cateter deve estar introduzida no espaço antes da agulha ser retirada. É importante que a abertura do cateter seja coberta quando estiver sem seringa afim de evitar a entrada de ar e a formação de pneumotórax (FIGURAS 10 e 11).

h. Aspiração do líquido pleural através de uma seringa conectada no cateter ou torneira de 3 vias (FIGURA 12 e 13). Para fins diagnóstico, 30-50 ml são suficientes. Se o objetivo da punção for terapêutico, pode-se utilizar uma torneira de 3 vias (FIGURA 14) conectada aos tubos de drenagem e ao frasco coletor (FIGURA 15).

Fig. 10: Retirada da agulha e introdução do cateter para dentro do espaço pleural. Fig. 11: Cobertura do cateter para evitar a entrada de ar. Fig. 12: Colocação da torneira de 3 vias fechada para o cateter

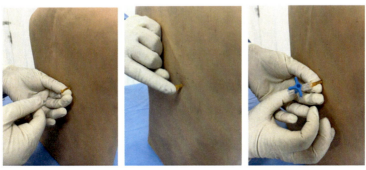

Fonte: Arquivo dos autores (2023)

Fig. 13: Conexão da seringa grande e abertura da torneira de 3 vias para o cateter e seringa. Fig. 14: Aspiração de líquido pleural. Fig. 15: Utilização de tubo de drenagem para conectar o cateter ao frasco coletor

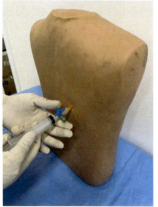 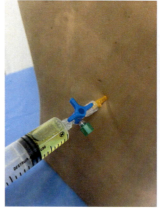 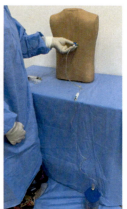

Fonte: Arquivo dos autores (2023)

    i. Remoção do cateter ao final do procedimento, verificação de possível vazamento de líquido e realização do curativo oclusivo.

No caso da punção para descompressão no pneumotórax hipertensivo segue-se os seguintes passos:

    a. Higienização das mãos do profissional e a utilização de materiais de proteção individual.

    b. Antissepsia da área com solução de clorexidina ou iodopovidona se houver tempo hábil visto se tratar de uma emergência.

    c. Inserir um cateter agulhado 14 ou 16 G na borda superior da costela inferior no 2º ou 5º. espaço intercostal, imediatamente anterior a linha axilar média (FIGURAS 16 e 17).

    d. Realização de drenagem pleural após compensação do quadro (FIGURA 18).

Fig. 16: Localização do espaço intercostal para realizar a punção, nesse caso o 2º espaço intercostal. Fig. 17: Punção com jelco 14. Fig. 18: Retirada da agulha e manutenção do cateter de teflon no espaço pleural, permitindo a saída do ar e consequente descompressão

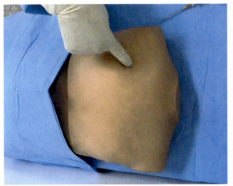
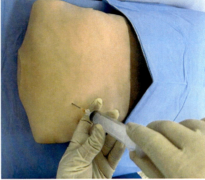
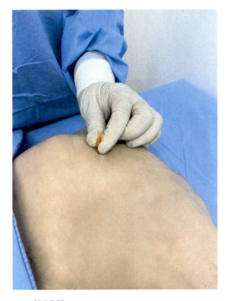

Fonte: Arquivo dos autores (2023)

Referências

AMERICAN COLLEGE OF SURGEONS. **ATLS - Supporte Avançado de Vida no Trauma.** [s.l.] Brazilian Committee on Trauma - American College of Surgeons, 2018.

MAYEAUX, E. J. **Guia Ilustrado de Procedimentos Médicos**. Porto Alegre: Artmed - Panamericana Editora, 2012.

ROBERTS, J. R. *et al.* **Clinical procedures in emergency medicine.** 6th. ed. Philadelphia, PA: Elsevier, 2014.

TOWNSEND, C. M. *et al.* **Sabiston - Tratado de Cirurgia.** 20. ed. Rio de Janeiro -RJ: Elsevier, 2016.

UTIYAMA, E. M.; RASSLAN, S.; BIROLINI, D. **Procedimentos Básicos em Cirurgia.** Barueri-SP: Manole, 2012.

8

SONDAGEM DIGESTIVA ALTA

Andrezza Monteiro Rodrigues da Silva
Leonardo Pessoa Cavalcante

O cateterismo gástrico ou enteral consiste na introdução de uma sonda flexível na cavidade nasal (nasogástrica) ou oral (orogástrica) em direção ao estômago ou intestino.

É comumente usada para tratar e avaliar obstrução intestinal, íleo paralítico, hemorragias digestivas, assim como para administração de alimentos e ou medicações.

É também um procedimento frequentemente realizado no pré e pós-operatório naqueles pacientes com alterações de trânsito intestinal ou que passaram por cirurgias com manipulação do trato digestório.

Os tipos de sondas variam de acordo com a finalidade para a qual serão utilizadas. Podemos citar como exemplos:

Sonda de Levine: lúmen único, com aberturas distais, tendo como vantagem um diâmetro interno relativamente grande e como desvantagem não poder ficar conectada ao sistema de sucção pois a mucosa gástrica ou enteral pode ser aspirada através de suas aberturas distais e serem lesionadas. Esse tipo de sonda é utilizado para a aspiração e descompressão gástrica

Sonda de Dobhoff: possui uma ponta pesada e flexível, usada para alimentação e administração de medicamentos.

Sonda de Sengstaken-Blakemore: possui 3 luzes com 2 balões, sendo uma luz para insuflação do balão gástrico, outra para insuflação do balão esofagiano e outra para aspiração gástrica. É uma sonda específica para controle de hemorragias digestivas.

Neste manual abordaremos a utilização da sondagem gástrica e enteral.

8.1 Equipamentos e materiais

- Luvas de procedimento;

- Touca;
- Máscara;
- Simulador de habilidade – torso para sondagem digestiva;
- Gel anestésico – xilocaína 2%;
- Gaze;
- Fita adesiva (esparadrapo ou micropore);
- Sonda de tamanho adequado;
- Seringa de 20 ml;
- Estetoscópio;
- Bandeja;
- Toalha de papel ou compressa;
- Álcool 70%. (FIGURA 1)

Fig. 1: 1 – Luvas, 2 – Cuba redonda com gaze, 3 – Sonda digestiva, 4 – Anestésico (geleia), 5 – Seringa

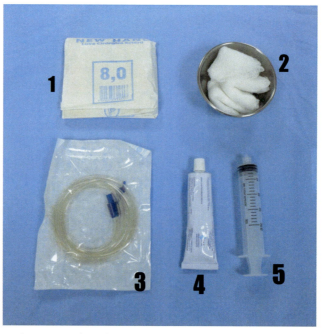

Fonte: Arquivo dos autores (2023)

8.2 Simuladores

Fig. 2: HealthEdco® - Modelo para Sondagem Gástrica. Fig. 3: Gaumard® - Super Chloe

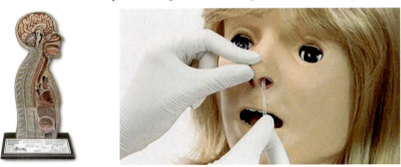

Fonte: www.healthedco.com Fonte: www.gaumard.com

Fig. 4: Simulaids® - Simulador para Sondagem gástrica. Fig. 5: CIVIAM® – Pescoço para Sondagem gástrica por USG

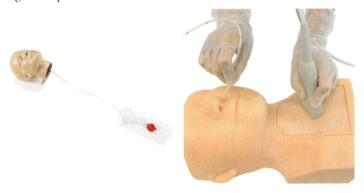

Fonte: https://simulaids.co.uk Fonte: www.lojaciviam.com.br

8.3 Indicações

- Descompressão gástrica (Gás e/ou líquidos);
- Administração de medicamentos;
- Alimentação;
- Lavagem gástrica;
- Redução da incidência de vômitos e broncoaspiração;
- Avaliação e controle de hemorragias digestivas;

- Detecção de hérnia trans diafragmática do estômago;
- Coleta de líquido gástrico para amostra.

8.4 Contraindicações

- Lesão no terço médio da face;
- Fratura de base de crânio (optar por orogástrica);
- Coagulopatias;
- História de by-pass gástrico ou banda gástrica;
- Estenose esofágica;
- Lesões alcalinas;
- Infecção no local de inserção da agulha.

8.5 Complicações

- Sangramento;
- Trajeto intracraniano;
- Trajeto pulmonar;
- Vômitos;
- Perfuração;
- Sinusite;
- Irritação e trauma das mucosas nasal, orofaríngea e esofágica;
- Necrose de asa de nariz;
- Oclusão da sonda;
- Estimulação do nervo vago;
- Refluxo gastro-esofágico.

8.6 Procedimento

Apresentar ao aluno o objetivo de treinar a habilidade em sondagem digestiva, as dificuldades e ou problemas que possam advir da técnica e a estratégia de ação.

8.6.1 Técnica

a. Separação do material a ser utilizado.
b. Paramentação com os equipamentos de proteção individual (touca, máscara).
c. Apresentação ao paciente e explicação do procedimento a ser realizado.
d. Posicionamento do paciente em posição de decúbito dorsal, inclinado em ângulo de 45º (Posição de Fowler – semissentado).
e. Proteção do tórax com uma toalha.
f. Limpeza com gaze e álcool 70% do nariz e testa para retirar a oleosidade da pele.
g. Limpeza com gaze da entrada das narinas.
h. Lavagem das mãos e colocação das luvas.
i. Medição da sonda: orifício distal na ponta do nariz, estendendo-se até o lóbulo da orelha e daí até o apêndice xifoide quando for posicionamento gástrico (FIGURA 6). No caso de posicionamento em duodeno ou jejuno, acrescentar mais 20 centímetros. Marcar o local mensurado com fita adesiva.

Fig. 6: Medição da sonda – ponta distal do nariz ao lóbulo da orelha e ao processo xifoide

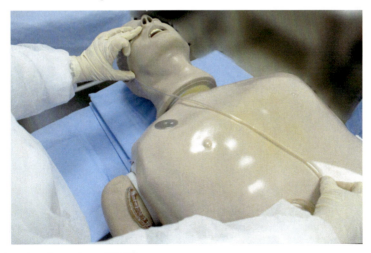

Fonte: Arquivo dos autores (2023)

j. Lubrificação da entrada da narina e da sonda com anestésico (FIGURA 7).

k. Introdução da sonda em uma das narinas, no caso do paciente real solicitando que ele degluta (FIGURAS 8 e 9). A sonda deve ser inserida até a marcação do adesivo. No caso da sondagem orogástrica, a sonda deve ser introduzida pela boca (FIGURA 10), sempre solicitando a colaboração do paciente para que ele continue deglutindo.

Fig. 7: Lubrificação da sonda com anestésico (geleia). Fig. 8: Introdução da sonda via nasal

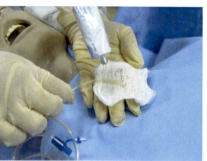 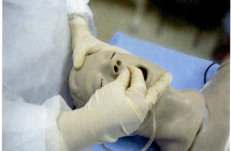

Fonte: Arquivo dos autores (2023)

Fig. 9: Passagem da sonda via nasal. Fig. 10: Introdução e passagem da sonda na cavidade oral

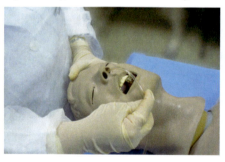 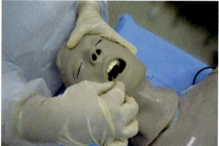

Fonte: Arquivo dos autores (2023)

l. Confirmação da localização correta da sonda posicionando o estetoscópio abaixo do processo xifoide e injetando 20 ml de ar (FIGURAS 11 - 14). O ruído do ar deve ser auscultado e posteriormente esse ar aspirado novamente. No caso de confirmação de conteúdo gástrico líquido, este deve ser aspirado com seringa. Em caso de dúvida se a sonda está introduzida na traqueia, colocar sua ponta dentro de um copo com água e observar se há borbulhamento, devendo ser retirada caso positivo (observar cianose, dispneia ou tosse). No caso da sonda de enteral, além da verificação através da ausculta, deve-se confirmar o posicionamento por meio de um raio-x (sonda radiopaca). Após a certeza da localização, retirar o fio guia, que não deve ser reintroduzido enquanto a sonda estiver no paciente.

Fig. 11 e 12: Confirmação da posição correta da sonda através da ausculta de ruído após a injeção de 20 ml de ar. Fig. 11: Passagem nasal. Fig. 12: Passagem oral

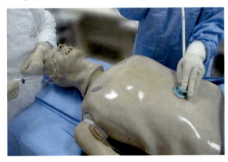
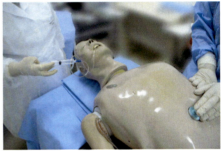

Fonte: Arquivo dos autores (2023)

Fig. 13 e 14: Modelo ilustrativo para visualização do trajeto da sonda até o estômago. Fig. 13: Sondagem nasogástrica. Fig. 14: Sondagem orogástrica

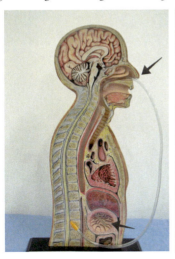
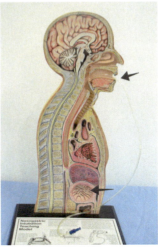

Fonte: Arquivo dos autores (2023)

m. Fechamento da sonda ou conexão a um coletor.

n. Fixação da sonda com fita adesiva, evitando tracionar a asa do nariz.

o. Retirar as luvas e lavar as mãos.

Referências

BERALDO, M.; LUNA, P. **Manual técnico:** normatização das rotinas e procedimentos de enfermagem nas Unidades Básicas de Saúde. Secretaria da Saúde, Coordenação da Atenção Básica. 2. ed. Sao Paulo: SMS, 2015.

LYNN, P. **Manual de Habilidade de Enfermagem Clínica de Taylor.** Porto Alegre: Artmed - Panamericana Editora, 2012.

OGLIARI, A. L. C.; DOS SANTOS, R. C. Sondagens. **VITTALLE - Revista de Ciências da Saúde**, v. 33, n. 1, p. 9-28, 2021.

ROBERTS, J. R. *et al.* **Clinical procedures in emergency medicine**. 6th. ed. Philadelphia, PA: Elsevier, 2014.

SILVEIRA, G. C.; ROMEIRO, F. G. **Passagem de Sonda Enteral - Manual Operacional Hospital Irmandade de Misericórdia do Jahu**. Botucatu: NEAD.TIS, 2018.

VOLPATO, A. C. B.; PASSOS, V. C. S. **Técnicas básicas de enfermagem.** 4. ed. Sao Paulo: Martinari, 2014.

9

SONDAGEM VESICAL

Andrezza Monteiro Rodrigues da Silva
Leonardo Pessoa Cavalcante

O cateterismo vesical é um procedimento que consiste na inserção de um cateter flexível (sonda vesical) através da uretra em direção a bexiga, de forma a permitir a drenagem da urina.

A sondagem vesical de demora é caracterizada pela permanência por um período maior, quando se precisa manter a drenagem contínua de urina por dias, semanas ou meses. Já na sondagem vesical de alívio ou intermitente a sonda é utilizada apenas para drenagem imediata da urina, sendo retirada após a bexiga ter sido esvaziada ou a curto prazo, também podendo ser utilizada para coleta de urina estéril para exame.

A sonda vesical ou cateter urinário é um tubo que pode ser de látex, poliuretano ou silicone, existindo diversos modelos com finalidades definidas, como por exemplo a sonda de Foley ou permanente e o cateter de nelaton ou sonda temporária. A escolha do cateter de acordo com o seu material deve levar em consideração alguns fatores como tempo de permanência, conforto, facilidade de inserção e remoção e menor probabilidade de complicações como lesões a uretra.

Os cateteres para sondagem vesical possuem diversos diâmetros, os quais são mensurados pela escala francesa (Fr), sendo que cada Fr equivale a 0.33mm. Os tamanhos mais comuns são 10 Fr (3.3mm) a 24Fr (8mm). Quando a urina é sanguinolenta ou espessa por algum motivo deve-se dar preferência por cateteres de maior diâmetro, entretanto ficar atento, pois esses são mais propensos a lesar a uretra e serem colonizados por bactérias. As diretrizes do *Centers for Disease Control and Prevention* (CDC) recomendam utilizar o menor diâmetro possível, adequado a necessidade.

A anatomia do trato urinário masculino e feminino são diferentes. A uretra masculina possui um comprimento médio de 18 a 20 cm e a feminina em média de 3,5 a 4 cm. Essas diferenças são relevantes quando se trata do procedimento de sondagem e ocorrência de complicações. Portanto é imprescindível conhecer as diferenças anatômicas e as particularidades dos procedimentos de sondagem vesical para cada tipo de anatomia.

9.1 Equipamentos e materiais

9.1.1 Sondagem Vesical de Demora

- Luvas de procedimento;
- Luvas estéril;
- Touca;
- Máscara;
- Óculos de proteção;
- Avental;
- Simulador de habilidade para sondagem vesical;
- Gel anestésico estéril de uso único – xilocaína 2%;
- Antisséptico degermante;
- Antisséptico aquoso;
- Campo estéril fenestrado;
- Bandeja;
- Cuba redonda;
- Gaze;
- Fita adesiva (esparadrapo ou micropore);
- Cateter vesical de Foley estéril, duplo lúmen (12 a 16fr);
- Coletor de urina de sistema fechado;
- Seringa de 20 ml;
- Água destilada – 20 ml;
- Agulha 30x10 mm;
- Soro fisiológico 0,9%;
- Pinça Cheron ou outra para antissepsia. (FIGURA 1)

9.1.2 Sondagem Vesical de Alívio

- Luvas de procedimento;
- Luvas estéril;
- Touca;
- Máscara;
- Óculos de proteção;
- Avental;
- Simulador de habilidade para sondagem vesical;
- Gel anestésico – xilocaína 2%;
- Antisséptico aquoso;
- Antisséptico degermante;
- Campo estéril fenestrado;
- Bandeja;
- Cuba redonda;
- Gaze;
- Cateter uretral estéril e descartável (Nylon, silicone, teflon, poliuretano);
- Seringa de 20 ml;
- Pinça Cheron ou outra para antissepsia;
- Soro fisiológico. (FIGURAS 2 e 3)

Fig. 1 – Material sondagem vesical de demora: 1 – Bandeja, 2 – Campo fenestrado, 3 – Pinça para antissepsia, 4 – Cuba redonda com gaze, 5 – Seringa, 6 – Sistema coletor, 7 – Sonda vesical de Foley, 8 – Anestésico (geleia), 9 – Água destilada

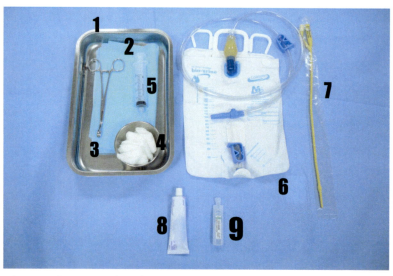

Fonte: Arquivo dos autores (2023)

Fig. 2 - Material sondagem vesical de alívio: 1 – Bandeja, 2 – Cuba redonda com gaze, 3 – Pinça para antissepsia

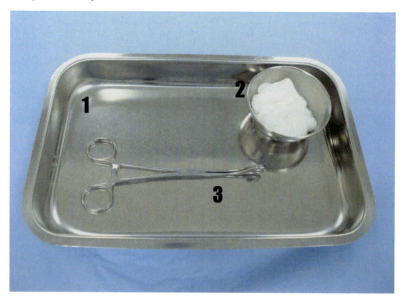

Fonte: Arquivo dos autores (2023)

Fig. 3 - Material sondagem vesical de alívio: 1 – Luvas, 2 – Cuba redonda com gaze, 3 – Sonda, 4 – Anestésico (geleia), 5 – Seringa

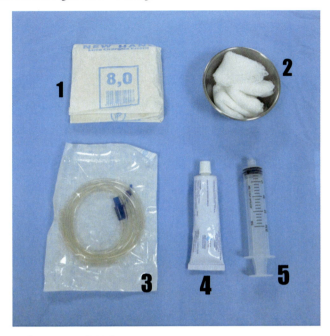

Fonte: Arquivo dos autores (2023)

9.2 Simuladores

Fig. 4: ANAT – ENF® - Simulador para sondagem vesical

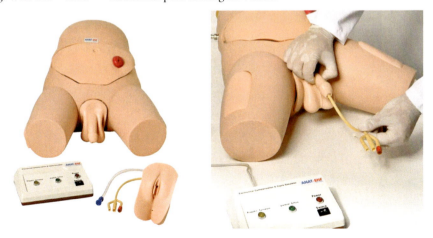

Fonte: www.anatomic.com.br

Fig. 5: ANAT – ENF® - Simulador para sondagem vesical. Fig. 6: HealthEdco® - Modelo Anatômico de uretra

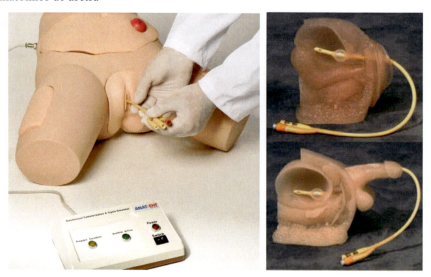

Fonte: wwwanatomic.com.br. Fonte: www.healthedco.com

9.3 Indicações

9.3.1 Sondagem Vesical de Demora

- Alívio da retenção urinária aguda ou crônica;
- Controle do débito urinário;
- Incontinência urinária;
- Dilatação uretral;
- Perda sanguínea pela urina;
- Insuficiência renal pós-renal (Obstrução infra vesical);
- Obstrução ao fluxo urinário por cálculos, coágulos ou hipertrofia prostática;
- Realização de irrigação vesical;
- Higiene e integridade da pele em região perineal;
- Medição de volume residual;
- Cirurgia em área genital ou pélvica.

9.3.2 Sondagem Vesical de Alívio

- Esvaziamento da bexiga antes e após cirurgias e exames;
- Medição de volume residual urinário;
- Coleta de amostra de urina estéril para exame;
- Administração intravesical de medicamentos;
- Exploração uretral.

9.4 Contraindicações

- Lesão uretral;
- Estenose uretral;
- Infecção do trato urinário em curso;
- Cirurgia de reconstrução uretral ou cirurgia vesical.

9.5 Complicações

- Sangramento;
- Infecção do trato urinário;
- Lesão uretral ou vesical;
- Formação de cálculos;
- Falso trajeto;
- Retenção indesejável do cateter.

9.6 Procedimento

Apresentar ao aluno o objetivo de treinar a habilidade em sondagem vesical, as dificuldades e ou problemas que possam advir da técnica e a estratégia de ação.

9.6.1 Técnica

9.6.1.1 Sondagem Vesical de Demora

a. Separação do material a ser utilizado.

b. Ambiente iluminado e privativo.

c. Confirmação correta e apresentação ao paciente e explicação do procedimento a ser realizado.

d. Posicionamento do simulador em decúbito dorsal. No paciente real, no sexo feminino as pernas devem ficar abertas, joelhos fletidos e pés apoiados na cama. No sexo masculino pernas fechadas, juntas ou discretamente separadas. Cobrir as pernas do paciente com lençol.

e. Abertura do material, com técnica asséptica, perante o paciente.

f. Abertura da sonda e colocar junto a bandeja, sem contaminá-la (FIGURA 7).

g. Disposição de lubrificante/gel anestésico sobre uma gaze estéril no caso do cateterismo feminino ou dentro de uma seringa de 20ml em caso do masculino (FIGURA 8).

h. Colocação de antisséptico na cuba redonda (FIGURA 7).

i. Paramentação: luvas estéreis, óculos, máscara, gorro e avental.

j. Conexão da seringa com agulha e com ajuda de um assistente aspiração de água destilada (FIGURA 9).

k. Testar o balão e a válvula do cateter de Foley, injetando a quantidade de água destilada estéril recomendada pelo fabricante. Após esvaziar o balão (FIGURA 10).

Fig. 7: Separação e arrumação do material juntamente com a solução degermante. Fig. 8: Disposição de gel anestésico em uma gaze estéril para sondagem feminina. Fig. 9: Aspiração de água destilada Fig. 10: Teste do balão da sonda com água destilada

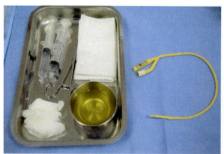 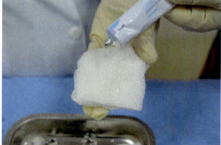

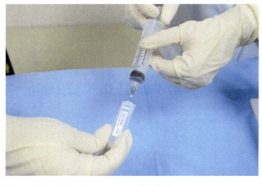 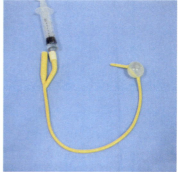

Fonte: Arquivo dos autores (2023)

l. Lubrificação da ponta da sonda (FIGURA 11).

m. Antissepsia: no sexo feminino utilizar uma pinça montada, separando os pequenos lábios com o polegar e o indicador da mão não dominante, passando gaze embebida em antisséptico degermante, no sentido púbis-ânus entre os grandes e pequenos lábios e sobre o meato urinário, até o períneo (FIGURAS 12 – 14). No sexo masculino, utilizar a pinça montada com gaze para antissepsia da glande que fica exposta, segurando o pênis com a mão não dominante, com uma gaze, o mantendo perpendicular ao abdômen. Em seguida com o polegar e o indicador abaixar o prepúcio, continuando a limpeza da glande não exposta e do meato uretral (FIGURA 15).

Fig. 11: Lubrificação da ponta da sonda para sondagem vesical feminina. Fig. 12 - 14: Antissepsia feminina seguindo a direção do púbis para o ânus

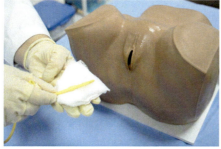 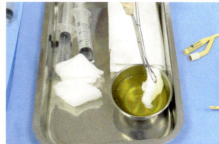

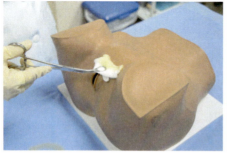
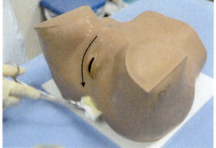

Fonte: Arquivo dos autores (2023)

Fig. 15: Antissepsia masculina sempre na direção da glande para o púbis

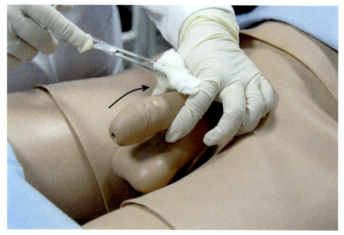

Fonte: Arquivo dos autores (2023)

n. Troca de luvas e abertura de campo estéril.

o. Realização novamente de antissepsia com gaze embebida em solução antisséptica aquosa.

p. Sondagem com a mão que não teve contato com a região intima, introduzindo devagar na uretra, deixando a outra extremidade dentro da cuba, observando a drenagem da urina. No sexo feminino, após a drenagem da urina introduzir mais 3-4 cm para assegurar que o balão não está dentro da uretra (FIGURAS 16 e 17). No sexo masculino, antes da introdução da sonda deve-se introduzir anestésico/lubrificante no meato uretral com ajuda de uma seringa (FIGURA 18). Aguardar uns segundos para o início de ação do anestésico e assim prosseguir a introdução do cateter até a sensação de resistência (FIGURA 19). Nesse momento, inclina-se o pênis num ângulo de 45º. Em direção ao abdômen para facilitar a passagem da sonda pela uretra bulbar. A introdução se dá até e bifurcação em Y, 15-20 cm, até o refluxo de urina.

Fig. 16 e 17: Introdução e passagem na sonda na uretra feminina. Fig. 18: Introdução de anestésico no meato uretral masculino. Fig. 19: Introdução e passagem da sonda na uretra masculina

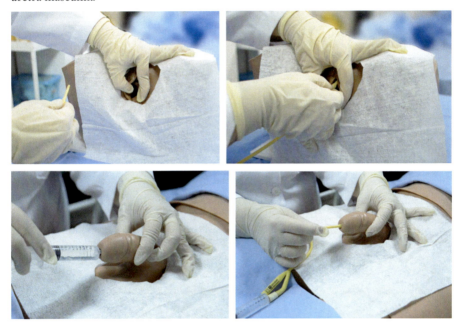

Fonte: Arquivo dos autores (2023)

q. Insuflação do balão com 10 a 20 ml de água destilada (FIGURAS 20 e 22).

r. Tração do cateter delicadamente até encontrar resistência.

s. Retirada do campo estéril.

t. Conexão da sonda com a bolsa coletora (FIGURAS 21, 23 e 24).

u. Fixação da sonda com ajuda de fita adesiva na face interna da coxa, saindo por cima desta.

v. Fixar a bolsa coletora na lateral da cama, abaixo do nível da bexiga.

Fig. 20 e 22: Insuflação do balonete da sonda. Fig. 21: Sonda vesical conectada ao sistema coletor de urina. Fig. 23: Conexão da sonda vesical ao sistema coletor de urina. Fig. 24: Sonda vesical conectada ao sistema

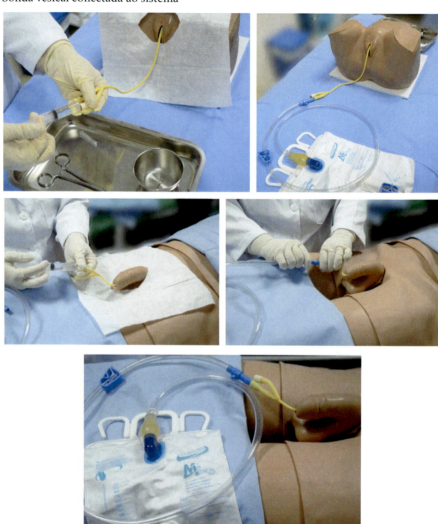

Fonte: Arquivo dos autores (2023)

9.6.1.2 Sondagem Vesical de Alívio

a. Separação do material a ser utilizado.

b. Ambiente iluminado e privativo.

c. Confirmação correta e apresentação ao paciente e explicação do procedimento a ser realizado.

d. Posicionamento do simulador em decúbito dorsal. No paciente real, no sexo feminino as pernas devem ficar abertas, joelhos fletidos e pés apoiados na cama. No sexo masculino pernas fechadas, juntas ou discretamente separadas. Cobrir as pernas do paciente com lençol.

e. Abertura do material, com técnica asséptica, perante o paciente.

f. Abertura da sonda de nelaton e colocar junto a cuba ou bandeja, sem contaminá-la.

g. Disposição de lubrificante/gel anestésico sobre uma gaze estéril no caso do cateterismo feminino ou dentro de uma seringa de 20ml em caso do masculino (FIGURA 25).

h. Colocação de antisséptico na cuba redonda.

i. Paramentação: luvas estéreis, óculos, máscara, gorro e avental.

j. Lubrificação da ponta da sonda (FIGURA 25).

k. Antissepsia semelhante ao procedimento de sondagem vesical de demora. (FIGURAS 12 – 15)

l. Colocação de campo estéril.

Fig. 25: Deposição de anestésico gel e lubrificação da ponta da sonda

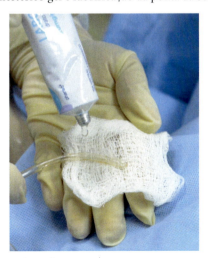

Fonte: Arquivo dos autores (2023)

m. Sondagem com a mão que não teve contato com a região intima, introduzindo devagar na uretra, deixando a outra extremidade dentro da cuba, observando a drenagem da urina (FIGURAS 26 e 27). No sexo masculino, antes da introdução da sonda deve-se introduzir anestésico/lubrificante no meato uretral com ajuda de uma seringa (FIGURA 18). Aguardar uns segundos para o início de ação do anestésico e assim prosseguir a introdução do cateter até a sensação de resistência. Nesse momento, inclina-se o pênis num ângulo de 45°. Em direção ao abdômen para facilitar a passagem da sonda pela uretra bulbar, até o refluxo de urina (FIGURA 28). Utilização de cateter uretral sem balão de fixação, geralmente de tamanhos que vão do 10Fr a 14Fr.

n. Manter o cateter até acabar o fluxo de urina.

o. Retirar o cateter.

Fig. 26 e 27: Sondagem vesical de alívio feminina. Fig. 28: Sondagem Vesical de alívio masculina

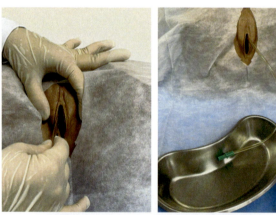

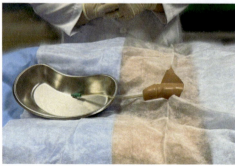

Fonte: Arquivo dos autores (2023)

Referências

ABREU, R. **Cateterismo vesical.** Disponível em: https://pt.slideshare.net/rodrigo_c_abreu/cateterismo-vesical-12708685. Acesso em: 01 mar. 2023.

CENTERS FOR DISEASE CONTROL AND PREVENTION. Urinary Tract Infection (Catheter-Associated Urinary Tract Infection [CAUTI] and Non-Catheter-Associated Urinary Tract Infection [UTI]) Events. *In:* **National Healthcare Safety Network (NHSN) Patient Safety Component Manual.** New York: CDC's National Healthcare Safety Network, 2023.

NETO, A. S.; DIAS, R. D.; VELASCO, I. T. **Procedimentos em Emergências.** 2. ed. Barueri-SP: Manole, 2016.

ROBERTS, J. R. *et al.* **Clinical procedures in emergency medicine.** 6th. ed. Philadelphia, PA: Elsevier, 2014.

SCHAEFFER, A. J. **Placement and management of urinary bladder catheters in adults.** Disponível em: https:// www.uptodate.com/contents/placement-and--management-of-urinary-bladder-catheters-in-adults. Acesso em 01 mar. 2023.

WEATHERSPOON, D. **Urinary Catheters.** Disponível em: https://www.healthline.com/health/urinary-catheters. Acesso em: 02 mar. 2023.

10

SUTURAS SUPERFICIAIS

Andrezza Monteiro Rodrigues da Silva
Leonardo Pessoa Cavalcante
Maria Carolina Coutinho Xavier Soares

Sutura pode ser definida como a ação de unir tecidos com instrumental cirúrgico a fim de restituir a anatomia funcional. A aproximação das estruturas teciduais se dá pela disposição ordenada de um ponto ou de conjunto de pontos cirúrgicos que exigem conhecimento da técnica, dos materiais (fios, agulhas) e da aplicação destes em cada tipo de tecido.

Atualmente outros materiais podem ser utilizados para aproximar as estruturas seccionadas, como colas, adesivos e grampos, porém tradicionalmente ainda há grande utilização de fios e nós.

A realização da sutura tem alguns objetivos como: propiciar a cicatrização primária da ferida, reduzir os espaços anatômicos, auxiliar na hemostasia, evitar infecção da ferida e favorecer o resultado funcional e estético da área lesionada.

A sutura de acordo como são fixados os fios, pode ser contínua ou descontínua.

Quando os nós são feitos separadamente temos a sutura descontínua ou separada. É considerada mais segura pois a ruptura de um nó não compromete toda a sutura. É um tipo de síntese que permite maior permeabilidade à ferida e consegue maior tensão. Os pontos mais utilizados nesse tipo de sutura são: pontos simples, ponto simples invertido, Donatti.

A sutura é um procedimento rotineiro dos serviços de urgência e emergência, devendo, portanto, todo médico saber realizá-lo. Nesse manual será abordado o ponto simples e Donatti.

10.1 Equipamentos e materiais

- Luvas estéreis;

- Touca;
- Máscara;
- Óculos de proteção;
- Avental;
- Simulador de habilidade;
- Anestésico – xilocaína 2% sem vasoconstritor;
- Antisséptico alcóolico ou aquoso, a depender do tecido;
- Antisséptico degermante;
- Cuba pequena;
- Gaze estéril;
- Compressa estéril;
- Seringa (5-10 ml);
- Agulhas para infiltração anestésica;
- Fios cirúrgicos (fio agulhado, escolhido de acordo com o local e tipo de tecido);
- Pinça anatômicas para mucosas e dente de rato para pele e subcutâneo;
- Porta agulha;
- Pinça para antissepsia (Foester ou Pean);
- Tesoura reta;
- Mesa cirúrgica auxiliar;
- Campo estéril para mesa cirúrgica;
- Campo fenestrado estéril;
- Solução fisiológica 0,9%;
- Material para curativo. (FIGURAS 1 e 2)

Fig. 1: 1 – Bandeja, 2 – Fio de sutura, 3 – Pinça para antissepsia, 4 – Tesoura, 5 – Cuba redonda com gaze, 6 – Pinça anatômica, 7 – Porta Agulha, 8 – Anestésico, 9 – Seringa para anestesia, 10 – Luvas estéril

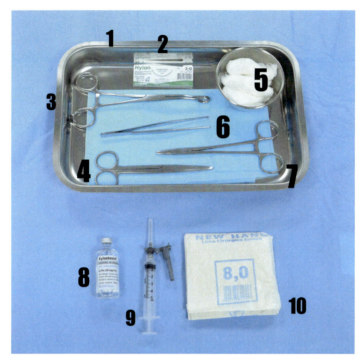

Fonte: Arquivo dos autores (2023)

Fig. 2: 1 – Pinça montada com gaze, 2 – Fio de sutura, 3 – Porta Agulha, 4 – Pinça Anatômica, 5 – Tesoura, 6 – Material para treinamento de sutura

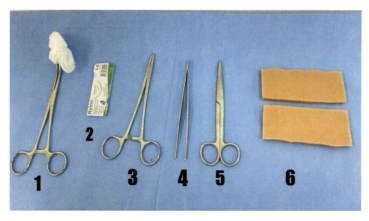

Fonte: Arquivo dos autores (2023)

10.2 Simuladores

Fig. 3: Ortho Pauher® - Simulador de sutura. Fig. 4: Heine Scientific® - Simulador de sutura

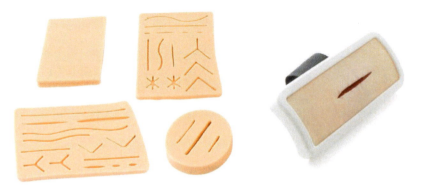

Fonte: www.orthpauher.com Fonte: www.heinescientific.de

10.3 Indicações

- Lesão profunda com exposição de tecido subcutâneo;
- Lesão com afastamento importante das bordas;
- Locais de grande movimentação;
- Lesão com sangramento controlado;
- Lesão aguda sem infecção ou grande contaminação.

Tabela 1: Tabela de tipos de tecido e as suturas e fios apropriados

Tecido	Sutura	Fio	Calibre
Pele	Ponto Simples, Donatti,	Nylon	6.0 – 5.0 Face 3.0 – Couro cabeludo 3.0 – 4.0 Tórax e membros
Subcutâneo	Ponto Simples	Poligalactina 910 (Vicryl)	3.0 a 5.0
Mucosas	Ponto Simples, Ponto Simples invertido	Poligalactina 910 (Vicryl)	4.0 - 5.0

Fonte: os autores (2023)

10.4 Contraindicações

- Perfurações profundas;
- Ferimentos superficiais (Abrasão, contusão);
- Presença de sangramento ativo;
- Locais de mordida de animais;
- Lesões infectadas;
- Retenção de corpo estranho;
- Presença de tensão para o fechamento.

10.5 Complicações

- Sangramento;
- Infecção;
- Formação de cicatriz;
- Não coaptação das bordas da pele.

10.6 Procedimento

Apresentar ao aluno o objetivo de treinar a habilidade em suturas superficiais, as dificuldades e ou problemas que possam advir da técnica e a estratégia de ação.

10.6.1 Técnica

10.6.1.1 Ponto Simples

Consiste na passagem do fio uma vez em cada borda da lesão, pegando-se partes iguais de tecido e com a mesma profundidade.

a. Separação do material a ser utilizado.

b. Paramentação (gorro, máscara, óculos de proteção e avental).

c. Lavagem das mãos e secagem com compressa estéril.

d. Colocação das luvas estéril com técnica adequada.

e. Realização de antissepsia de área a ser sutura (clorexidina ou iodopovidona) (FIGURA 5). Em mucosas utilizar solução aquosa!

f. Abrir o fio e colocar no porta-agulha (FIGURA 6).

g. Anestesia local, levando em consideração a dose máxima do anestésico local (lidocaína sem vasoconstritor 5mg/kg e com vaso 7mg/kg). Perguntar ao paciente se já teve experiência prévia com anestesia local e sobre história de alergias.

h. Lembrar ao aluno que antes da sutura é necessário realizar limpeza do ferimento com SF0,9% e avaliação de lesões profundas, presença de corpo estranho e de tecidos desvitalizados.

Fig. 5: Antissepsia da pele. Fig. 6: Abertura do fio de sutura e posicionamento no porta-agulha

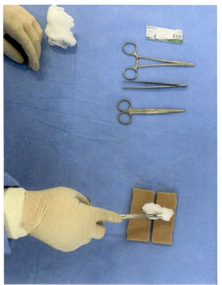 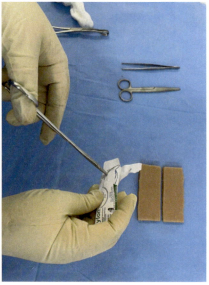

Fonte: Arquivo dos autores (2023)

i. Realização da sutura, iniciando com a introdução da agulha em 90º com a pele, transfixando toda a espessura da epiderme e derme, assim como das mucosas (FIGURA 7). Após introduzir, passar o fio quase todo, deixando apenas um pouco de fio (4 cm) de extremidade distal para a confecção do nó com o porta-agulha (FIGURA 8). Em seguida transpassar na outra borda (FIGURA 9 e 10), aproximando-as e dando inicialmente um nó duplo, seguido de um contra-nó simples e um terceiro nó simples (FIGURAS 11 – 14). Evitar a compressão dos tecidos durante a aproximação do fio. Importante ressaltar que cada um dos instrumentos possui uma forma de empunhadura.

Fig. 7: Introdução da agulha em ângulo de 90º com a pele, transpondo todas as camadas.
Fig. 8: Após transpassar a primeira bora, deixar um pouco de fio (4 cm) para dar o nó

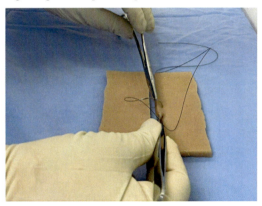
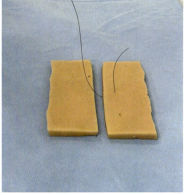

Fonte: Arquivo dos autores (2023)

Fig. 9 e 10: Introduzir a agulha e transpassar todas as camadas da outra borda de baixo para cima

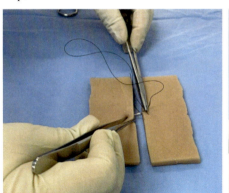
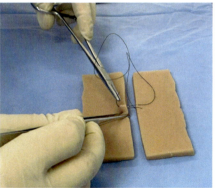

Fonte: Arquivo dos autores (2023)

Fig. 11: Aproximação das bordas Fig. 12: Realização de um nó duplo. Fig. 13: Realização de um contra-nó simples. Fig. 14: Realização de um terceiro nó simples

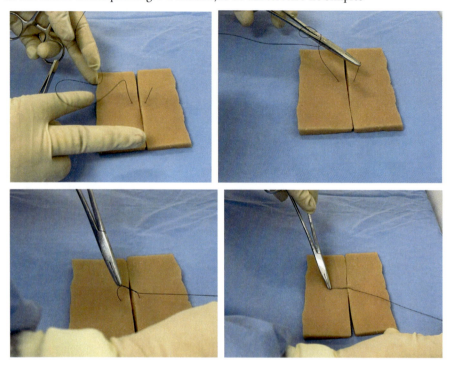

Fonte: Arquivo dos autores (2023)

j. Após a realização do nó, utilizar a tesoura para cortar o fio (FIGURAS 15 - 17).

Fig. 15 e 16: Utilização do porta-agulha para segurar as pontas do fio na vertical e da tesoura para cortar os fios

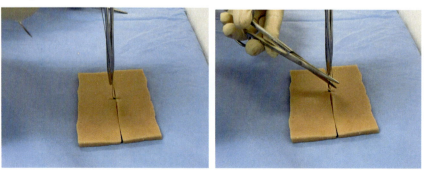

Fonte: Arquivo dos autores (2023)

Fig. 17: Ponto simples

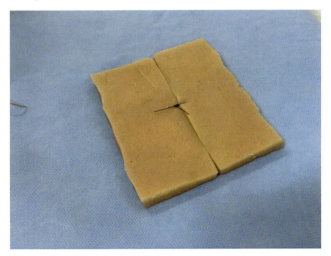

Fonte: Arquivo dos autores (2023)

k. Após o término dos pontos, retirar campos cirúrgicos, limpar a área em seu entorno com clorexidina, removendo vestígios de sangue e fazer curativo.

10.6.1.2 Ponto Donatti ou U vertical

É a associação de dois pontos simples, sendo cada lado da borda perfurado duas vezes.

a. Separação do material a ser utilizado.
b. Paramentação (gorro, máscara, óculos de proteção e avental).
c. Lavagem das mãos e secagem com compressa estéril.
d. Colocação das luvas estéril com técnica adequada.
e. Realização de antissepsia de área a ser sutura (clorexidina ou iodopovidona) (FIGURA 18). Em mucosas utilizar solução aquosa!
f. Abrir o fio e colocar no porta-agulha (FIGURA 19).
g. Anestesia local, levando em consideração a dose máxima do anestésico local (lidocaína sem vasoconstritor 5mg/kg e com vaso 7mg/kg). Perguntar ao paciente se já teve experiência prévia com anestesia local e sobre história de alergias.

h. Lembrar o aluno que antes da sutura é necessário realizar limpeza do ferimento com SF0,9% e avaliação de lesões profundas, presença de corpo estranho e de tecidos desvitalizados.

i. Realização da sutura, iniciando com a introdução da agulha em 90º com a pele (FIGURA 20), há aproximadamente 10 mm da borda, transfixando toda a espessura da epiderme, derme e parte do subcutâneo. Após introduzir, passar o fio quase todo, deixando apenas um pouco de fio (4cm) de extremidade distal para a confecção do nó com o porta-agulha (FIGURA 21).

Fig. 18: Antissepsia da pele. Fig. 19: Abertura do fio de sutura e posicionamento no porta-agulha

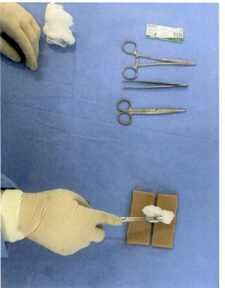 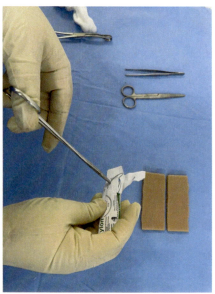

Fonte: Arquivo dos autores (2023)

Fig. 20: Introdução da agulha em ângulo de 90º com a pele, transpondo todas as camadas.
Fig. 21: Após transpassar a primeira bora, deixar um pouco de fio (4 cm) para dar o nó

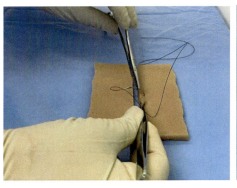
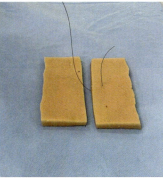

Fonte: Arquivo dos autores (2023)

Na outra borda também se introduzirá a agulha pelas mesmas camadas de baixo para cima (FIGURA 22). A segunda perfuração será apenas da epiderme e mais próxima da borda e da mesma forma do outro lado da lesão (FIGURAS 23 e 24). Após transpassar na outra borda, aproximá-las dando inicialmente um nó duplo (FIGURA 25 e 26), seguido de um contra-nó simples e um terceiro nó simples (FIGURA 27). Evitar a compressão dos tecidos durante a aproximação do fio. Importante ressaltar que cada um dos instrumentos possui uma forma de empunhadura. aproxime-as e dê nó simples, evitando apertar demais. É o ponto conhecido como longe-longe, perto-perto.

Fig. 22: Passagem do fio pelas duas bordas pegando todas as camadas. Fig. 23 e 24: A segunda perfuração será apenas da epiderme e mais próxima da borda e da mesma forma do outro lado da lesão. Fig. 25 e 26: Realização de nó duplo. Fig. 27: Realização do terceiro e último nó simples

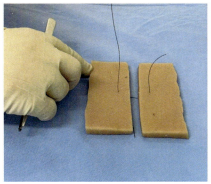
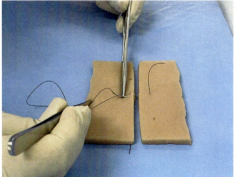

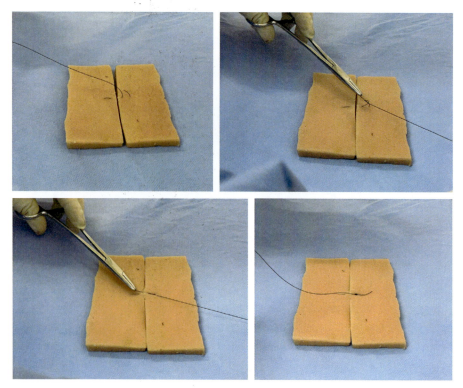

Fonte: Arquivo dos autores (2023)

j. Após a realização do nó, utilizar a tesoura para cortar o fio (FIGURAS 28 – 30).

k. Após o término dos pontos, retirar campos cirúrgicos, limpar a área e seu entorno com clorexidina, removendo vestígios de sangue e fazer curativo.

Fig. 28 e 29: Utilização do porta-agulha para segurar as pontas do fio na vertical e da tesoura para cortar os fios. Fig. 30: Ponto Donatti

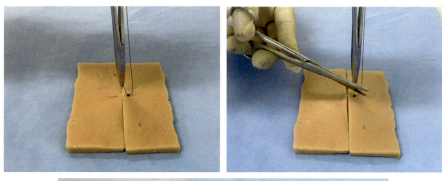

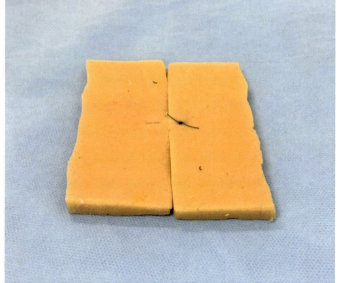

Fonte: Arquivo dos autores (2023)

Referências

MAYEAUX, E. J. **Guia Ilustrado de Procedimentos Médicos.** Porto Alegre: Artmed - Panamericana Editora, 2012.

ROBERTS, J. R. *et al.* **Clinical procedures in emergency medicine**. 6th. ed. Philadelphia, PA: Elsevier, 2014.

SPERANZINI, M. B.; DEUTSCH, C. R.; YAGI, O. K. **Manual de Diagnostico e Tratamento para o Residente de Cirugia.** Sao Paulo: Atheneu, 2013.

TOWNSEND, C. M. *et al.* **Sabiston - Tratado de Cirurgia.** 20. ed. Rio de Janeiro -RJ: Elsevier, 2016.

ZOGBI, L.; RIGATTI, G.; AUDINO, D. F. Sutura cirúrgica. **Vittalle – Revista de Ciências da Saúde**, v. 331, p. 29-44, 2021.